冯涛教授团队

帕金森与运动障碍疾病
病例精解

主　审　冯　涛

主　编　马惠姿　王　展　马凌燕

编委会　（按照姓氏汉语拼音排序）

曹振汤　陈慧敏　刘亘梁　柳　竹　满　雪

苏东宁　王东旭　王雪梅　张美美

U0345379

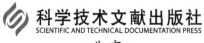

科学技术文献出版社
SCIENTIFIC AND TECHNICAL DOCUMENTATION PRESS

·北京·

图书在版编目（CIP）数据

冯涛教授团队帕金森与运动障碍疾病病例精解/马惠姿，王展，马凌燕主编 . —北京：科学技术文献出版社，2019.5
ISBN 978-7-5189-5294-6

Ⅰ.①冯… Ⅱ.①马… ②王… ③马… Ⅲ.①帕金森综合征—病案—分析 ②运动障碍—病案—分析 Ⅳ.①R742.5 ②R749.5

中国版本图书馆 CIP 数据核字（2019）第 041413 号

冯涛教授团队帕金森与运动障碍疾病病例精解

策划编辑：帅莎莎　　责任编辑：帅莎莎　　责任校对：文　浩　　责任出版：张志平

出 版 者	科学技术文献出版社	
地 址	北京市复兴路 15 号　邮编 100038	
编 务 部	(010) 58882938，58882087 (传真)	
发 行 部	(010) 58882868，58882870 (传真)	
邮 购 部	(010) 58882873	
官 方 网 址	www.stdp.com.cn	
发 行 者	科学技术文献出版社发行　全国各地新华书店经销	
印 刷 者	北京虎彩文化传播有限公司	
版 次	2019 年 5 月第 1 版　2019 年 5 月第 1 次印刷	
开 本	787×1092　1/16	
字 数	170 千	
印 张	15	
书 号	ISBN 978-7-5189-5294-6	
定 价	98.00 元	

序　言

　　帕金森病是一种神经系统慢性进展性疾病，也是仅次于阿尔茨海默病的第二常见的神经系统变性疾病。近五十年来，人类对于帕金森病的诊断和治疗有了显著的进步。迄今已经完成了大量高水平的研究和临床试验，国际运动障碍疾病协会、欧洲神经病学联盟等国际学术组织以及中华医学会等均发布了帕金森病的诊断和治疗指南。虽然有了基于循证医学的指南和共识，但临床医生面对的患者是千差万别的。每个帕金森病患者都有自身独特的临床表型和基因型，在不同的环境因素下生活，有着不同的生活、工作方式和需求。因此，帕金森病和相关疾病患者的诊断和治疗需要个体化，需要契合精准医学的理念。

　　天坛医院运动障碍性疾病科是在国际著名神经病学专家和国际脑卒中领军学者王拥军教授倡议和建立的。本书的三位主编，马惠姿教授、王展教授和马凌燕博士，正是基于精准医学的理念来撰写本书的。这三位主编均来自天坛医院神经病学中心运动障碍性疾病科。我和三位主编都有幸成为这个精英团队中的成员。本书的撰写，凝结了天坛医院运动障碍性疾病科全体成员，包括全体研究生的共同努力，是团队智慧的结晶。在本书写作过程中，三位主编从我们团队大量的临床实践中精选了一系列临床病例，并阅读了相关的国内外文献，将临床实践的过程比较全面和系统地展示给同行们，期望与广大读者分享或许曲折但颇有意义的临床思维和分析方法。三位主编是我们团队的中坚力量。她们严谨的临床工作态度，前瞻性的临床研究视野，逻辑清晰的临床思维，令人钦佩。我们团队中青年才俊们的成长也令人期待。阅读本书，可以从某个方面领略到编者们的学术风采。

医学的发展没有止境，科学的进步日新月异。这本书是我们团队临床工作和临床研究的阶段性的部分总结。不远的将来，我们这个团队将撰写更多高水平的学术专著奉献给大家。

冯　涛

目　录

病例 1
早发型帕金森病

病历摘要

患者男性，30 岁。主诉："左侧肢体运动迟缓 7 个月余"。

患者 7 个多月前无明显诱因出现左下肢行走缓慢，左下肢拖曳。约 6 个月前左上肢感摆臂减少，左上肢洗脸、系纽扣、穿衣服等精细活动变慢，偶有左下肢抖动，抬起维持姿势时明显。伴睡眠中不自主动作，轻度记忆力下降，无嗅觉减退，无性功能障碍，无体位性头晕，无便秘，无尿频、尿急、尿失禁，无幻觉等精神行为异常。否认症状日间波动，否认肢体无力、感觉异常、构音障碍、饮水呛咳等不适。发病后曾在外院检查诊断为帕金森综合征，口服森福罗 0.25mg，每日 3 次；金刚烷胺 100mg，每日 2 次后运动迟缓改善不明显。为求进一步系统治疗，来我科就诊，以"帕金森综合

1

征"收入院。

既往史：发现血压增高病史 7 个月，最高 140/90mmHg，未服用降压药，目前血压控制在 120/80mmHg。否认糖尿病、脑外伤、脑炎、脑血管病病史，否认服用抗精神病药物及一氧化碳中毒病史。否认类似家族史。

【入院查体】

右侧卧位血压 138/89mmHg，心率 92 次/分，右侧立位血压 120/85mmHg，心率 101 次/分。内科系统查体未见异常。神经系统查体：神志清楚，构音障碍，时间、地点、人物定向力正常，记忆力、计算力正常。双侧瞳孔等大等圆，直径 3.0mm，双侧瞳孔直接及间接对光反射灵敏，眼动充分，未见 K - F 环，面纹对称，伸舌居中，余颅神经查体未见异常。四肢肌容积正常，四肢肌力 V 级，左侧肢体肌张力齿轮样增高，右侧肢体肌张力正常。四肢未见静止性震颤，左下肢可见姿势性震颤，双侧指鼻、跟膝胫试验稳准，闭目难立征阴性。行走时左上肢联带动作减少，左下肢行走拖曳，后拉试验阴性。双侧针刺觉及音叉振动觉对称正常。四肢腱反射活跃。双侧巴氏征阴性。颈软，脑膜刺激征阴性。

【实验室检查】

血常规、尿常规、粪常规、凝血全套、甲状腺功能、生化全套、蛋白电泳、抗链球菌溶血素 O 试验、类风湿因子、糖化血红蛋白、血液系统检查正常。

心脏超声：二尖瓣少量反流。

腹部超声：脂肪肝。

泌尿系超声未见异常，残余尿 0ml。

笔记

颈动脉超声：右侧颈动脉斑块形成。

肌电图：四肢未见神经源性及肌源性损害，肛门括约肌肌电图正常。

黑质超声：黑质回声强度Ⅱ级。

MMSE：28分，MoCA：24分（大学文化）。

汉密尔顿焦虑量表：2分，被试人没有焦虑。

汉密尔顿抑郁量表：8分，被试人可能为轻微抑郁。

头颅核磁：脑实质未见异常，阅片可见小脑萎缩，额顶叶轻度萎缩；双侧黑质、苍白球T2信号稍低（图1-1）。

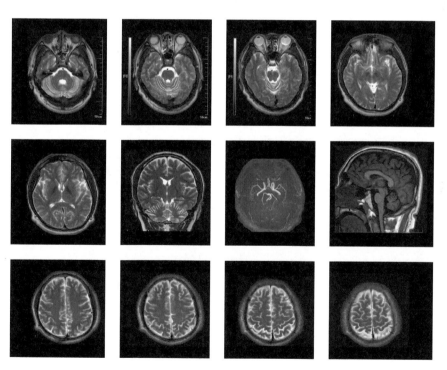

图1-1　头颅MRI示：小脑半球及小脑蚓部萎缩，双侧额叶、顶叶轻度萎缩，双侧黑质、苍白球T2信号稍低，余未见异常信号及结构异常，海马体积尚可，颅内大动脉未见明显异常

11C-β-CFT PET示：双侧壳核多巴胺转运蛋白分布减少，以右侧为著（图1-2）。

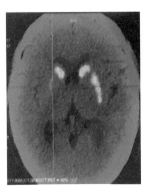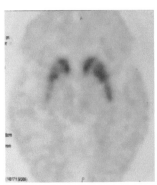

图 1-2　DAT-PET 示：双侧壳核多巴胺转运蛋白分布减少，以右侧为著

行多巴胺能药物测评。

（1）美多芭 125mg 药物测评结果如下：

①基线 UPDRS Ⅲ评分 21 分，右侧对指计数 75 次/分，左侧对指计数 69 次/分。

②服药后 1 小时 UPDRS Ⅲ评分 14 分，改善率 33.3%，右侧对指计数 86 次/分，左侧对指计数 76 次/分。

③服药后 2 小时 UPDRS Ⅲ评分 12 分，改善率 42.8%，右侧对指计数 96 次/分，左侧对指计数 89 次/分。

④服药后 3 小时 UPDRS Ⅲ评分 14 分，改善率 33.3%，右侧对指计数 111 次/分，左侧对指计数 102 次/分。

⑤服药后 4 小时 UPDRS Ⅲ评分 18 分，改善率 14.2%，右侧对指计数 100 次/分，左侧对指计数 99 次/分。

（2）森福罗 0.25mg 药物测评结果如下：

①基线 UPDRS Ⅲ评分 21 分，右侧对指计数 80 次/分，左侧对指计数 70 次/分。

②服药后 1 小时 UPDRS Ⅲ评分 18 分，改善率 14.2%，右侧对指计数 94 次/分，左侧对指计数 89 次/分。

③服药后 2 小时 UPDRS Ⅲ评分 17 分，改善率 19.0%，右侧对

笔记

指计数 112 次/分，左侧对指计数 94 次/分。

④服药后 3 小时 UPDRS Ⅲ 评分 17 分，改善率 19.0%，右侧对指计数 113 次/分，左侧对指计数 94 次/分。

⑤服药后 4 小时 UPDRS Ⅲ 评分 18 分，改善率 14.2%，右侧对指计数 100 次/分，左侧对指计数 92 次/分。

为进一步明确诊断，行基因检测：检测帕金森病与肌张力障碍基因包，采用安捷伦外显子芯片捕获＋高通量测序方法，检测结果提示：患者在神经退行性病伴脑铁沉积症 2B 型、帕金森病 14 型、婴儿神经轴索营养不良 1 型相关基因 *PLA2G6* 存在两处杂合突变，分别为 c.2315A＞G 与 c.991G＞T。进一步行家系验证，证实父母均为杂合突变携带者，c.2315A＞G 来自患者母亲，c.991G＞T 来自患者父亲，提示患者为复合杂合突变，符合常染色体隐性遗传规律（图 1－3）。

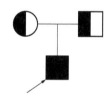

先证者

chr22：38508274 存在 c.2315A>G 的杂合突变

G T C A C T G A C C T C A T C C A G C A T

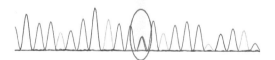

chr22：38528924 存在 c.991G>T 的杂合突变

T G G C A G T C G A G C G G T T G

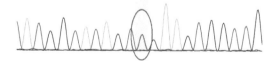

图 1－3　基因检测：先证者 *PLA2G6* 基因 c.2315A＞G 位点及 c.991G＞T 位点的杂合突变分别来自于其父母，为复合杂合突变，符合常染色体隐性遗传规律

【定位诊断】 锥体外系（黑质－纹状体系统）

患者临床表现为左下肢行走缓慢伴拖曳，精细动作不灵活，左上肢感摆臂减少，偶有左下肢姿势性抖动，查体：四肢肌力 5 级，左侧肢体肌张力呈齿轮样增高，右侧肢体肌张力正常，行走时左上肢联带动作减少，左下肢行走拖曳，上述表现符合锥体外系受累表现，符合运动减少－肌张力增高症候群，定位于锥体外系的黑质－纹状体系统。

【定性诊断】 遗传性帕金森病（*PARK14* 基因突变型）

诊断依据：患者中青年男性，隐匿起病，慢性进展性病程，临床表现为左侧肢体运动迟缓、僵硬。查体可见左侧肢体运动迟缓、肌张力增高，符合帕金森综合征诊断。根据 MDS 2015 年帕金森病诊断标准，要求临床确诊帕金森病需同时符合：无绝对排除标准，至少 2 条支持标准，无警示征象。临床可能的帕金森病需满足：无绝对排除标准，1 条警示征象需对应 1 条支持标准抵消，不超过 2 条警示征象。

1. 支持标准

（1）对于多巴胺替代治疗有明确显著的获益。治疗初期，患者的相关功能可恢复正常或接近正常。在无法对治疗初期反应进行详细描述及记录的情况下，显著的疗效及获益可定义为：

①随着用药剂量的增加出现明显的疗效提升或随着剂量减少出现明显的疗效下降，轻微的疗效变化除外。用主观（根据可靠的患者或看护提供的疗效记录）或客观（UPDRS Ⅲ 的评分变化 >30%）的方法将疗效记录在案。

②明确的开－关现象，并在某一时刻出现可预测的剂末现象。

（2）出现左旋多巴诱导的异动症。

（3）临床检查的记录（过去或现在）中出现某一肢体的静止性震颤。

（4）出现嗅觉减退或 MIBG 造影发现心交感神经功能减退。

2. 绝对排除标准

（1）明确的小脑功能障碍，例如小脑步态，肢体性共济失调，或小脑眼球运动功能障碍（如持续的凝视诱发性眼震，巨大的方波急跳，过度扫视）。

（2）向下垂直的核上性凝视麻痹，或选择性向下垂直扫视速度减慢。

（3）诊断为可能的行为变异性额颞叶痴呆或原发性进行性失语，具体诊断过程依照相应的诊断标准，并在疾病病程 5 年内进行。

（4）超过 3 年但帕金森样症状仍仅局限于下肢。

（5）有使用多巴胺受体阻滞剂或多巴胺消耗制剂治疗相关疾病的病史，并且用药剂量及时间与药物诱导的帕金森综合征相符。

（6）尽管病情严重程度属中等或以上，但对于高剂量的左旋多巴治疗反应不明显。

（7）明确的皮层敏感性减退（如皮肤书写觉，具有完整初级感觉形式的实体觉），失用症或进行性失语症。

（8）正常的突触前多巴胺能系统功能显像。

（9）病史中有其他相关的病因记录，该病因被证明能够引起帕金森综合征并与患者的症状具有合理的相关性，或者专家经过体格检查和全套评估后认为该病因比帕金森病更可能成为患者出现帕金森综合征的原因。

3. 警示征象

（1）快速进展的步态损害，病程 5 年内达到需要常规使用轮椅的程度。

（2）运动症状在前 5 年的病程内完全没有进展，但需除外的是：病情稳定是因为采取了相关的治疗措施。

（3）在病程前 5 年内出现的延髓功能障碍，定义为出现以下症状中的一种：重度发声困难，构音障碍（多数时间说话令人费解），或严重吞咽困难（需食用软性食物，借助鼻胃管或接受胃造口术进食）。

（4）吸气功能障碍，其定义为白天或夜晚发生的吸气时喘鸣或频繁发生的叹息样的吸气。

（5）在病程前 5 年中出现严重的自主神经衰竭，包括以下任意一项或两项：

①体位性低血压——直立后 3 分钟内收缩压下降至少 30mmHg 或舒张压下降至少 15mmHg，并排除脱水、药物及其他可能解释自主神经功能障碍的疾病的影响。

②在病程前 5 年中出现重度尿潴留或尿失禁，女性患者需排除由于长时久站造成的少量压力性尿失禁，以及非单纯的功能性尿失禁，即无法在合理时间内到达洗手间造成的尿失禁。在男性患者中，需排除由于前列腺疾病引起的尿失禁，并且需伴随勃起功能障碍。

（6）病程前 3 年内反复出现由于平衡损害造成的跌倒（每年 > 1 次）。

（7）在病程前 10 年内出现不成比例的颈部前倾（本质为肌张力障碍）或者手足挛缩。

（8）5 年病程内未出现任何常见的非运动症状，包括：

①睡眠障碍：保持睡眠障碍性失眠，白天过度困倦，快动眼睡眠期行为障碍的相关症状。

②自主神经功能障碍：便秘，日间尿频尿急（并非单纯夜尿增多），伴有相关症状的体位性低血压。

③嗅觉减退。

④精神障碍：抑郁，焦虑，出现幻觉。

（9）其余难以解释的锥体束征，定义为明显的病理反射亢进（需排除由于肢体受累程度的不对称性造成的轻度反射的不对称，以及孤立的踇伸肌的反应）。

（10）病程中帕金森综合征症状保持双侧对称。起病时患者及其陪护均未发现某一肢体受累更为严重，在客观的检查中也未发现某侧肢体受累更为严重。

根据 MDS 2015 年帕金森病诊断标准，患者存在 1 条支持标准（对于多巴胺替代治疗有明确显著的获益），无排除标准与警示征象，可考虑临床可能的帕金森病诊断。结合患者的基因检测结果，考虑为 *PARK14* 基因突变引起的遗传性帕金森病。

【治疗过程】

患者诊断为帕金森病 14 型（PARK14）。根据中国帕金森病治疗指南，早发型患者，在不伴有智能减退的情况下，可有如下选择：①非麦角类多巴胺受体激动剂；②单胺氧化酶 B 抑制剂；③金刚烷胺；④复方左旋多巴；⑤复方左旋多巴＋儿茶酚氧位－甲基转移酶（COMT）抑制剂。首选药物并非按照以上顺序，需根据不同患者的具体情况而选择不同方案。若遵照美国、欧洲的治疗指南应首选方案①、②或⑤；若患者由于经济原因不能承受高价格的药物，则可首选方案③；若因特殊工作之需，力求显著改善运动症状，或出现认知功能减退，则可首选方案④或⑤；也可在小剂量应用方案①、②或③时，同时小剂量联合应用方案④。对于震颤明显而其他抗帕金森病药物疗效欠佳的情况下，可选用抗胆碱能药，如苯海索。

对于药物选择尚需遵循个体化治疗。该患者住院过程中行美多芭药物测评，基线 UPDRS Ⅲ 21 分，1 小时内起效，最佳改善率发生在服药后第 2 小时，最佳改善率为 42.8%，对应运动症状 UPDRS Ⅲ 12 分，对指计数显著改善。故治疗上小剂量多巴替代治疗对患者疗效较好，可考虑。此外，患者为早发型帕金森病患者，容易出现运动并发症、焦虑抑郁情绪，故多巴胺受体激动剂亦可选择。但该患者行森福罗 0.25mg 药物测评，提示森福罗 0.25mg 最佳改善率为 19%，疗效不及美多芭，但仍可将 UPDRS Ⅲ降至 20 以下，维持患者较好的日常生活能力。需要考虑的是早发型帕金森病患者服用大剂量多巴胺受体激动剂可能增加冲动行为控制障碍的风险。

综合上述结果，该患者最终药物治疗以多巴替代治疗为主，采用美多芭 62.5mg，每日 3 次（三餐前 1 小时），继续保留森福罗 0.25mg，每日 3 次（三餐后），及金刚烷胺 100mg，每日 2 次（早午饭后）。患者症状控制良好，遂出院。

讨论与分析

【病例特点】

（1）青年男性，隐匿起病，慢性进展性病程。

（2）以左侧肢体运动迟缓、肌肉发僵，伴姿势性抖动为主要表现。

（3）体检示：左侧肢体运动迟缓，左侧肢体肌张力增高，左下肢可见姿势性震颤，双侧指鼻、跟膝胫试验稳准，闭目难立征阴性，四肢腱反射活跃。

（4）多巴胺能药物测评提示 125mg 美多芭最佳改善率 42.8%。

（5）DAT-PET 提示：双侧壳核多巴胺转运蛋白分布减少，以右侧为著。

（6）基因检测提示 *PLA2G6* 基因 c.2315A＞G 位点及 c.991G＞T

位点的复合杂合突变。

【诊疗思路】

早发型帕金森病的鉴别诊断：

本例患者临床表现为中青年起病的左旋多巴反应性帕金森综合征，隐匿起病，缓慢进展，病因首先考虑遗传性。在基因检查明确诊断前，需鉴别其他基因类型的早发型帕金森病、遗传性肌张力障碍 – 帕金森综合征。

1. 遗传性肌张力障碍 – 帕金森综合征

主要包括多巴反应性肌张力障碍、X 连锁隐性遗传型肌张力障碍 – 帕金森综合征以及快速起病的肌张力障碍 – 帕金森综合征，其中以多巴反应性肌张力障碍最为常见。

多巴反应性肌张力障碍（DRD）包括 3 种基因突变类型：GTP 环羟化酶 *GCH1* 基因、酪氨酸羟化酶、墨蝶呤还原酶基因突变。其中，*GCH1* 基因突变最为常见。典型的多巴反应性肌张力障碍常在儿童、青少年早期发病，女孩多于男孩，症状具有日间波动（早上相对较轻或无姿势性或动作性肌张力障碍，傍晚、夜间肌张力障碍加重），肌张力障碍对左旋多巴反应极好，儿童起病主要表现为下肢为主的肌张力障碍。此外，患者可伴有或主要以帕金森综合征为表现，突触前多巴胺能显像正常。然而，不典型患者可以婴儿期起病，类似脑性瘫痪表现；亦可成人早期甚至成人晚期或老年期起病，常表现为局灶性肌张力障碍，或帕金森综合征。成人患者对低剂量美多芭疗效在较儿童患者可能不是那么戏剧化。日间症状波动不是所有患者都存在，尤其是成年起病患者。此外，研究表明，部分伴帕金森综合征表现、基因确诊的多巴反应性肌张力障碍患者 DAT – PET 存在轻 – 中度突触前多巴胺能显像异常；同时，*GCH1* 基因也是帕金森病的危险因素。因此，伴 DAT – PET 显像异常的患

笔记

者仍需进一步完善基因检查予以鉴别。临床表现上，帕金森病与多巴反应性肌张力障碍鉴别点如下表（表1-1）。

表1-1　帕金森病与多巴反应性肌张力障碍鉴别要点

	PD	DRD
起病年龄	成年起病	儿童、青少年起病
日间症状波动	无	晨轻暮重
非运动症状	多	少/无
胆碱能类药物	有效	有效
多巴反应性	好	极好，低剂量
病程	进行性加重	不进展
随访	运动并发症多见	无运动并发症

注：PD，帕金森病；DRD，多巴反应性肌张力障碍。

3种类型肌张力障碍-帕金森综合征总结如下表（表1-2）：

表1-2　肌张力障碍-帕金森综合征

	DRD	XDP	RDP
基因	GTP 环羟化酶 [*GCH1*（DYT 5）AD]；11p11.5，酪氨酸羟化酶 AR；墨蝶呤还原酶	DYT 3，Xq13，*TAF1* gene，XD	DYT 12，*ATP1*19q12-q13.2，*ATP1A3* AD，gene
临床表型	（1）儿童起病下肢为主肌张力障碍 （2）女孩＞男孩 （3）日间波动 （4）帕金森综合征 （5）低剂量左旋多巴效果好 （6）病理无细胞退行性变 （7）突触前多巴胺能显像正常	（1）菲律宾男性，成年早期 （2）口下颌肌张力障碍和全身型肌张力障碍 （3）帕金森综合征 （4）缓慢进展后稳定 （5）多巴胺能有效 （6）病理上纹状体散在胶质细胞增生 （7）突触前多巴胺能显像正常	（1）青少年或成人早期起病 （2）数小时、数周缓慢进展，亚急性 （3）帕金森综合征 （4）平台或进展后平台 （5）多巴胺能无效 （6）病理不清楚 （7）突触前多巴胺能显像正常

注：DRD，多巴反应性肌张力障碍；XDP，X连锁隐性遗传型肌张力障碍-帕金森综合征；RDP，快速起病的肌张力障碍-帕金森综合征；DYT，肌张力障碍；AD，常染色体显性遗传；AR，常染色体隐性遗传；XD，X连锁隐性遗传。

笔记

2. 其他基因类型的早发型帕金森病

早发型帕金森病（EOPD）与基因的相关性是肯定的，然而，仅有20%～30%散发的早发型患者能检测到明确的致病基因。从流行病学角度看，不同基因突变频率不尽相同。国外有研究结果显示，953例早发型帕金森病患者中（EOPD≤50岁），16.6%的患者存在基因突变，其中64例（6.7%）为 *PARKIN* 基因（即 *PARK2* 基因），35例（3.6%）为 *LRRK2* 基因，64例（6.7%）为 *GBA* 基因，1例（0.2%）为 *DJ1* 基因，而未发现 *PINK1* 及 *SNCA* 的突变类型。国内以 *PARK2* 类型（*PARKIN* 基因突变）最为常见，约为12.6%。*PARK2* 类型患者表现为早发型帕金森病的一般特点，具有稍别于老年帕金森病患者的一些不典型表现，详见下文。

疾病介绍

早发型帕金森病

【概述】

早发型帕金森病是指发病年龄较早的一类帕金森病，临床表现上具有较晚发型不同的普遍特征，而基因在其发生、发展，以及疾病表型中起着重要的作用。一般认为，早发型帕金森病（EOPD）是指发病年龄≤50岁的一类帕金森病。然而，国际上对 EOPD 的年龄界线没有统一的认识，仍有许多研究以40或45岁为界限。

早发型帕金森病与成年帕金森病在临床特征方面相比，具有如下特点：

（1）病程上一早一慢：早发型帕金森病起病早，进展慢，病程长。

（2）药物治疗不良反应多见，包括症状波动和异动症。

（3）不典型症状多见，如：震颤幅度小、频率快，姿势性震颤常见，经典的"搓丸样"震颤少见。

（4）锥体束征、肌张力障碍常见，尤其是下肢和躯干的肌张力障碍。

（5）嗅觉减退、快速动眼期睡眠行为异常和便秘等非运动症状较老年起病的帕金森病患者少见，而焦虑、抑郁情绪和易激惹等行为异常较多见。

由此可见，早发型帕金森病可能缺乏典型的静止性震颤而表现为姿势性震颤，缺乏嗅觉减退，即 2015 年 MDS 帕金森病诊断标准中的 2 条支持标准在早发型帕金森病患者中出现率和诊断价值较低；而四大非运动症状中，前 3 种非运动症状在早发型帕金森病患者中较少出现；而早发型患者还易出现的锥体束损害这一警示征象。因此，从某种程度上，MDS 2015 年帕金森病诊断标准并不完全适用于早发型帕金森病患者的诊断。对于早发型帕金森病的诊断需要一定的经验积累和辅助检查的支持，尤其是分子影像学检查以及基因检测。

PLA2G6 相关神经系统疾病

【概述】

PARK14 为 PLA2G6 基因突变引起，但 PLA2G6 基因突变可引起其他类型的神经系统症状和锥体外系受累表现。

PLA2G6 基因突变可引起脑组织铁沉积神经变性病，又称非钙依赖型磷脂酶 A2 相关性神经变性病，为常染色体隐性遗传。*PLA2G6* 位于染色体 22q13，具有 17 个外显子，编码非钙依赖型磷脂酶 A2 - β 蛋白，参与细胞膜磷脂的转换。非钙依赖型磷脂酶 A2 相关性神经变性病包括三种类型：婴儿神经轴索营养不良、不典型婴儿神经轴索营养不良、*PLA2G6* 相关性肌张力障碍 - 帕金森综合征。

　　婴儿神经轴索营养不良发生于婴儿和儿童早期，通常在出生后 6 个月 ~ 3 岁发病。常表现为精神发育迟滞、肌无力、肌张力低下、腱反射减弱或消失、共济失调、视神经萎缩，逐渐出现四肢痉挛、病理征阳性等锥体束损害表现，部分患者可有癫痫发作。肌电图表现为肌肉失神经支配、神经传导速度减慢，脑电图提示慢波背景上以额叶为主的快波节律。往往 10 岁前死亡。

　　不典型婴儿神经轴索营养不良常于儿童期起病，1.5 ~ 6.5 岁发病，临床表现存在异质性，主要表现为小脑性共济失调、视神经萎缩、斜视、癫痫发作、锥体束受累、肌张力障碍、精神行为异常、认知障碍等。

　　PLA2G6 相关性肌张力障碍 - 帕金森综合征，即 *PARK14* 型早发型帕金森病。*PLA2G6* 相关性肌张力障碍 - 帕金森综合征常在青少年或成年早期起病。除帕金森综合征特点以外，常可伴其他表现，如认知障碍、锥体束受累、眼动障碍、肌张力障碍等。*PARK14* 型早发型帕金森病临床表现总结如下表（表 1 - 3）。

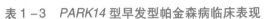

表 1-3　*PARK14* 型早发型帕金森病临床表现

遗传方式	常染色体隐性遗传
头面部	面部表情减少
眼部症状	核上性凝视麻痹
	眼睑失用
	垂直扫视不全
中枢神经系统症状	认知障碍
	帕金森综合征 　行走拖曳为常见首发症状 　进展较快 　对左旋多巴的初始反应良好 　易出现左旋多巴诱发的异动症
	姿势性震颤
	构音障碍
	肌张力障碍
	步态姿势异常
	痉挛
	反射亢进
	额颞叶萎缩
	脑铁沉积（在一些患者中）
	广泛脑萎缩
精神行为异常	个性改变
	易激惹及攻击行为
	抑郁

参考文献

1. Postuma RB, Berg D, Stern M, et al. MDS clinical diagnostic criteria for Parkinson's disease. Mov Disord, 2015, 30（12）：1591-1601.

2. 中华医学会神经病学分会帕金森病及运动障碍学组. 中国帕金森病治疗指南（第三版）. 中华神经科杂志, 2014, 47（6）：428-433.

3. Mencacci NE, Isaias IU, Reich MM, et al. Parkinson's disease in GTP

cyclohydrolase 1 mutation carriers. Brain, 2014, 137 (Pt 9): 2480 – 2492.

4. Lill CM. Genetics of Parkinson's disease. Mol Cell Probes, 2016, 30 (6): 386 – 396.

5. 陈慧敏, 李芳菲, 冯涛. 早发型帕金森病及其基因研究进展. 中华神经科杂志,
2015, 48 (8): 729 – 731.

6. 中华医学会神经病学分会帕金森病及运动障碍学组, 中国医师协会神经内科医
师分会帕金森病及运动障碍专业. 脑组织铁沉积神经变性病诊治专家共识. 中
华医学杂志, 2016, 96 (27): 2126 – 2133.

7. Yoshino H, Tomiyama H, Tachibana N, et al. Phenotypic spectrum of patients with
PLA2G6 mutation and *PARK14* – linked parkinsonism. Neurology, 2010, 75 (15):
1356 – 1361.

（陈慧敏）

笔记

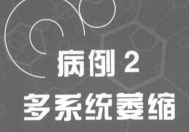

病例 2
多系统萎缩

多系统萎缩—小脑型（MSA–C）

病历摘要

患者男性，56 岁。主诉："走路不稳半年"。于 2013 年 11 月入院。

半年前无明显诱因逐渐出现走路不稳，伴摇晃、失衡感，走直线困难，起床、转身等动作完成稍缓慢，无明显肢体震颤、肌强直，经常心烦、情绪低落，尿频、尿急，时有尿失禁，性功能明显减退，有时在咳嗽时出现一过性意识不清，进食时偶有呛咳。无便秘及睡眠异常，无嗅觉减退。半个月前患者在我院门诊就诊开始口服"金刚烷胺 50mg，早餐及午餐后各一次"治疗，症状未见明显好转。

既往史：有高血压病病史 10 余年，血压最高达 160/100mmHg 以上，平素口服"硝苯地平缓释片"等治疗，血压控制尚可。糖尿病病史 10 余年，平素皮下注射"精蛋白重组人胰岛素混合注射液"治疗，血糖控制情况不详。慢性支气管炎病史 20 余年，未予系统诊治，平素经常咳嗽咳痰。10 余年前曾患脑梗死，治疗后未遗留明显症状。半年前行"白内障"手术治疗。有吸烟史 30 余年，每日约 30 支，目前已经戒烟 10 个月。

【入院查体】

　　服用金刚烷胺 50mg 后 3 小时，测量右侧卧位血压 146/82mmHg，心率 80 次/分，右侧立位血压 146/80mmHg，心率 90 次/分。双肺呼吸音清，未闻及干湿啰音，心律齐，未闻及明显杂音。腹软，无压痛及反跳痛，肝脾肋下未触及。神经系统查体：神志清楚，言语流利，时间、地点、人物定向力正常，记忆力、计算力正常。双侧瞳孔等大等圆，直径 3mm，双侧瞳孔直接及间接对光反射灵敏，眼球各项运动充分，未见眼震。双侧面部针刺觉对称，双侧角膜反射正常引出，双侧咀嚼对称有力。双侧额纹、面纹对称，闭目及示齿有力。双耳粗测听力可，Weber 征居中，Rinne 试验双侧气导＞骨导。双侧软腭上抬有力，双侧咽反射存在。双侧转颈耸肩有力，伸舌居中，未见舌肌纤颤。四肢肌容积正常，四肢肌力 V级，双侧肢体肌张力正常。左侧指鼻不准，左侧跟膝胫试验欠稳准，轮替试验左手缓慢、笨拙，闭目难立征阳性。双侧肢体无静止性、姿势性震颤。行走时躯干无前倾，双下肢行走无拖曳，双上肢联带动作无减少，后拉试验阴性。双侧针刺觉及音叉振动觉对称。四肢腱反射减弱。双侧掌颌反射、Hoffmann 征阴性。双侧巴氏征阴性。颈软，脑膜刺激征阴性。

【实验室检查】

患者随访至2017年，头MRI幕下小脑病变演变，T2相可见脑桥小脑逐渐萎缩，脑桥十字征逐渐显现和清晰（图2－1）。

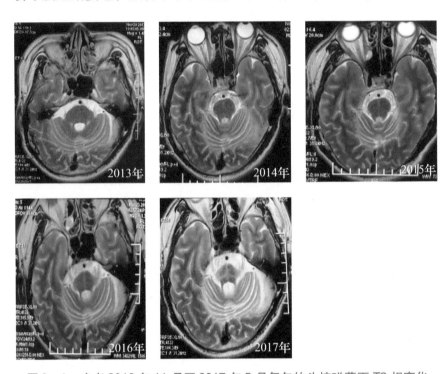

图2－1 患者2013年11月至2017年5月每年的头核磁幕下T2相变化

颈部血管超声：左侧颈动脉内膜增厚。

超声心动图：左室舒张功能减低。

腹部超声：脂肪肝。

泌尿系超声：残余尿量约6ml；前列腺增大。

胸片：两肺纹理粗重。

心电HOLTER：窦性心律；偶发室上性期前收缩。

血常规、尿常规、粪常规、凝血全套、甲状腺功能、生化全套、蛋白电泳、抗链球菌溶血素O试验、类风湿因子、糖化血红蛋白、血液系统、肿瘤标志物检查正常。

肛门括约肌肌电图：神经源性损害。

直立倾斜试验：可疑阳性（延迟型体位性低血压）。

美多芭62.5mg测评：

（1）基线UPDRS Ⅲ评分4分，右侧对指计数151次/分，左侧对指计数127次/分。

（2）服药后1小时UPDRS Ⅲ评分4分，右侧对指计数156次/分，左侧对指计数123次/分。

（3）服药后2小时UPDRS Ⅲ评分4分，右侧对指计数165次/分，左侧对指计数138次/分。

（4）服药后3小时UPDRS Ⅲ评分4分，右侧对指计数156次/分，左侧对指计数135次/分。

【定位诊断】

1. 小脑及其联络纤维

患者表现走路不稳，查体可见左侧指鼻不准，左侧跟膝胫试验欠稳准，轮替试验左手缓慢、笨拙，闭目难立征阳性，结合头核磁可见小脑萎缩，考虑小脑及其联络纤维受累。

2. 自主神经系统

患者临床表现有尿频、尿急及尿失禁，性功能减退，曾出现过一过性意识不清，考虑为晕厥发作，结合直立倾斜试验提示为可疑阳性，考虑自主神经受累。

【定性诊断】很可能的多系统萎缩—小脑型（MSA－C）。

诊断依据：2008年Gilman等根据近10年对多系统萎缩的临床研究，发表了第2版MSA诊断标准。该诊断标准将MSA分为可能的、很可能的和确诊的3个等级。确诊的MSA需经脑组织尸检病理学证实，可能的和很可能的MSA诊断标准如下：

笔记

1. 很可能 MSA

MSA 为散发性、进展性、30 岁以上成年发病的疾病，表现为左旋多巴反应不良的帕金森综合征（运动迟缓合并肌强直、震颤或者姿势不稳）或者小脑综合征（步态性共济失调合并小脑性构音障碍、肢体共济失调或者小脑性动眼障碍）和自主神经功能障碍累及尿失禁（男性合并勃起障碍）或者体位性低血压（站立 3min 内收缩压下降至少 30mmHg 或者舒张压下降至少 15mmHg）。

2. 可能 MSA

一种散发性、进展性、30 岁以上成年人发病的疾病，其特征表现为帕金森综合征（运动迟缓合并肌强直、震颤或者姿势不稳）或者小脑性综合征（姿势共济失调合并小脑性构音障碍、肢体性共济失调或者小脑性动眼障碍）和至少一个特征提示自主神经功能障碍（无法用其他原因解释尿急、频繁或者不完全膀胱排空、勃起障碍或者显著体位性低血压未达到很可能 MSA 中的标准）。

可能的 MSA 还至少包括下列一个附加特征。

（1）可能 MSA－P 或者 MSA－C 的附加特征：

①巴氏征阳性伴腱反射活跃。

②喘鸣。

（2）可能 MSA－P 的附加特征：

①进展迅速的帕金森症状。

②对左旋多巴不敏感。

③运动症状发作 3 年内出现姿势不稳。

④小脑功能障碍。

⑤运动症状发作 5 年内出现吞咽困难。

⑥MRI 表现为壳核、小脑中脚、脑桥或小脑萎缩。

⑦^{18}F－FDG－PET 表现为壳核、脑干或小脑低代谢。

（3）可能 MSA－C 的附加特征：

①帕金森综合征（运动迟缓和肌强直）。

②MRI 上可见壳核、小脑中脚或者脑桥萎缩。

③^{18}F－FDG－PET 上可见壳核、脑干或小脑低代谢。

④SPECT 或者 PET 上可见黑质纹状体突触前多巴胺能纤维去神经改变。

患者为散发性、进展性、30 岁以上成年发病，表现为走路不稳，有小脑综合征（步态性共济失调合并小脑性肢体共济失调）和自主神经功能障碍累及尿失禁（男性合并勃起障碍），肛门括约肌肌电图提示神经源性损害，结合患者头核磁显示脑桥、小脑萎缩，脑桥明确的十字征，根据多系统萎缩诊断标准，符合很可能的 MSA 临床诊断。患者临床症状以小脑共济失调为主，无明显肌强直、震颤等帕金森综合征症状，MRI 上可见小脑萎缩，考虑 MSA－C 型。

【治疗过程】

患者诊断为 MSA－C 型，MSA－C 型通常对多巴类药物无反应，目前的治疗包括对症治疗和疾病修饰治疗。对症治疗包括：

1. 体位性低血压

（1）西医治疗。卧位血压偏低或正常的患者，可以试用盐酸米多君，监测卧、立位血压，以卧位血压＜140/90mmHg 为限调整剂量（需参考患者发病前血压水平）。改善体位性低血压亦可试用溴比斯的明，据国外文献报道该药可缩小卧立位血压变化。

（2）中医治疗。一些中成药也具有升压作用，如生脉饮。中药方剂需要因人而异，升压原理一般为引起轻度水钠潴留，部分患者可出现下肢水肿。

笔记

（3）日常生活管理。部分多系统萎缩患者存在中枢性低血钠，感觉乏力，尽管活动量减少但是食欲较好，需增加盐的摄入。例如，晨起饮盐水；少食多餐（避免餐后低血压反应）；穿弹力袜；卧位坐起或站立时尽可能动作慢一些，睡眠时后背倾斜垫高30°；尽量避免炎热环境；血钠水平明显下降的患者可以服用氯化钠胶囊。

2. 排尿障碍：多系统萎缩患者会出现尿频、尿急、尿失禁、尿不净、夜尿次数增多症状。尿频患者可试用艾灸，治疗穴位可选择关元和命门，每侧灸20min；尿不净患者必要时可行间断导尿，及时冲洗避免感染。有国外文献报道，尿失禁亦可选用曲司氯铵或奥昔布宁，或托特罗定。对于排尿不净者，残余尿量＞100ml是留置尿管的适应证，晚期患者可行耻骨上尿道造瘘。抗利尿激素类似物——去氨加压素可减少夜尿并改善清晨体位性低血压。

3. 排便无力：可采用一些中药缓泻剂，按摩腹部，适当增加运动，做提肛运动训练括约肌。

4. 睡眠障碍：快速眼动睡眠期行为障碍可试用氯硝西泮，睡前半片，但是需要注意患者呼吸情况，如果已经出现睡眠呼吸暂停则应慎用氯硝西泮及其他镇静催眠药物，并及时到呼吸科就诊。

5. 僵直和动作迟缓：尽管服用美多芭等药物效果不明显，但是国外仍推荐增加美多芭的剂量，认为仍有可能起到一定的治疗作用。但是需注意美多芭可能加重体位性低血压的不良作用，应因人而异，并根据病程进展情况随时调整药物剂量。

6. 步态不稳：脑干小脑萎缩可引起共济失调，同时伴发姿势反射异常。据国外文献报道，多系统萎缩患者姿势反射异常可能存在脑内胆碱能神经递质缺乏，可尝试予以胆碱类药物治疗。另外，可在改善体位性低血压的基础上，并在保证安全的前提下，进行平衡康复训练。

笔记

对于药物选择需遵循个体化治疗。该患者住院过程中行美多芭药物测试，对美多芭无反应。入院后早午餐后给予金刚烷胺100mg，避免睡前给予金刚烷胺影响睡眠。患者有不安腿综合征表现，睡前给予普拉克索0.125mg对症治疗，可控制不安腿症状。同时给予每日2次硝苯地平缓释片10mg控制血压，三餐给予二甲双胍500mg、阿卡波糖50mg，每日1次吡格列酮15mg，胰岛素降糖及营养、补液等治疗，并请呼吸内科及内分泌科会诊，协助慢性支气管炎及糖尿病的治疗。患者症状控制稳定，遂出院。

讨论与分析

【病例特点】

（1）中年男性，隐匿起病，慢性进展性病程。

（2）以小脑性共济失调表现（走路不稳），自主神经系统受损表现（尿失禁，性功能明显减退，咳嗽引起的晕厥）为主要表现。

（3）体检示：左侧指鼻不准，左侧跟膝胫试验欠稳准，轮替试验左手缓慢、笨拙，闭目难立征阳性。

（4）多巴胺能药物测评提示62.5mg美多芭无任何效果。

（5）肛门括约肌肌电图：神经源性损害。

（6）直立倾斜试验：可疑阳性（延迟型体位性低血压）。

（7）头核磁演变可见小脑脑桥逐渐萎缩，脑桥十字征逐渐清晰。

【诊疗思路】

多系统萎缩小脑型的鉴别诊断：本例患者临床表现为中年起病的小脑性共济失调，隐匿起病，缓慢进展，病因首先考虑神经变性病。需鉴别其他神经系统疾病引起的共济失调。

（1）脊髓亚急性联合变性：脊髓亚急性联合变性患者也可出现走路不稳，查体可见共济失调，但脊髓亚急性联合变性患者病变主要累及脊髓后索、侧索及周围神经等，临床上表现为感觉性共济失调、深感觉缺失，痉挛性瘫痪及周围神经病变，一般无自主神经受累。可与该患者鉴别。

（2）遗传性共济失调：个别晚发型共济失调患者，如家族史不明者需注意与 MSA‐C 型相鉴别。遗传性共济失调晚发病例病程进展较 MSA‐C 型缓慢，自主神经功能障碍不明显，基因检测有助于鉴别。

（3）脆性 X 相关震颤和（或）共济失调综合征（fragile X‐associated tremor/ataxia syndrome，FXTAS）：二者共同的临床特点包括起病年龄较晚的小脑性共济失调、左旋多巴反应不良性的帕金森综合征、自主神经功能障碍等，表现为进行性小脑共济失调、震颤、智力衰退、帕金森综合征和自主神经异常，但 FXTAS 多有明显的智力障碍，由 *FMR1* 基因前突变引起，可通过基因检测进行鉴别。基因检测可以发现 *FMR1* 基因 5' 非翻译区存在 CGG 三核苷酸重复序列前突变改变，可与 MSA 鉴别。

（4）慢性酒精中毒引起的共济失调：患者具有长期大量饮酒史，主要表现为步态和下肢共济失调，而上肢、语言和眼动症状不明显，自主神经功能障碍不明显，戒酒后病程进展较多系统萎缩患者缓慢。

（5）副肿瘤综合征：亚急性发病，伴有共济失调，患者一般短时间内体重明显下降，肿瘤相关检测有助于鉴别。

（6）特发性晚发型小脑性共济失调（ILOCA）：MSA‐C 型患者发病年龄晚，病情进展快，5 年左右需要借助轮椅，自主神经功能障碍更为明显，且绝大多数无家族史，可与 ILOCA 鉴别。

笔记

多系统萎缩—帕金森型（MSA－P）

病历摘要

患者女性，55岁。主诉："运动迟缓6年，言语不利伴饮水呛咳4年，加重2年"。

患者于6年前无明显诱因出现左上肢僵硬和动作迟缓，走路时左侧摆臂动作减少。给予"三餐前口服美多芭1/4片，金刚烷胺100mg，每日2次"，效果欠佳，一周后自行将三餐前口服的美多芭量加至1/2片，效果仍不明显，并出现淡漠、抑郁、心情低落，未予治疗。2个月后自行停药。自此左下肢僵硬逐渐加重，走路不稳，并伴有左偏，无跌倒。4年前出现说话声音嘶哑，面部表情少，偶有饮水呛咳，无吞咽困难。2年前出现右侧肢体僵硬，右手写字变小，走路启动、转弯困难，慌张步态。给予息宁100mg，每日2次；金刚烷胺100mg，每日2次及森福罗0.25mg，每日3次口服，自觉上述僵硬及运动缓慢症状稍好转。2个月后自行停药，停药后肢体僵硬、运动迟缓及饮水呛咳、吞咽困难等症状加重。1年前已不能独立翻身，近半年来逐渐不能发声、独立站立及行走，近期记忆力及注意力减低，不能控制自己情绪，经常哭闹。服用息宁（早、晚餐前各200mg，午餐前100mg），2个月前加用吡贝地尔缓释片1片，早餐后1次，症状未见减轻。病程中未出现嗅觉改变及睡眠中异常行为，无头晕等。

既往史： 26年前行剖宫产术。14年前行痔疮手术。幼年一氧化碳中毒史。便秘数十年。

【入院查体】

卧位血压105/65mmHg，心率66次/分，立位血压82/59mmHg，

心率 96 次/分，双肺呼吸音清，未闻及干湿性啰音。心律齐，未闻及病理性杂音，腹部触诊未见明显异常，双下肢未见指凹性水肿。

神经系统：神志清楚，面具脸，构音障碍，粗测记忆力、定向力、理解力、判断力减退。双眼视力、视野粗测正常，双侧瞳孔等大等圆直径约 3mm，直接、间接对光反射灵敏，双眼上视不充分，无眼震，双侧额纹、鼻唇沟对称，闭目有力，示齿口角无偏斜，双耳听力粗测正常，Rinne 试验居中，Weber 试验骨导大于气导，双侧软腭上抬费力，悬雍垂居中，双侧咽反射减退，伸舌居中，未见舌肌萎缩，转颈耸肩有力。四肢肌容积正常，颈部肌张力增高，双上肢呈齿轮样肌张力增高，右侧远端明显，双下肢呈铅管样肌张力增高。四肢肌力 5 级，不能行走。四肢腱反射活跃，右侧为著，双侧Rossolimo 征阳性。双侧巴氏征阳性。双侧深、浅感觉查体未见异常。双上肢指鼻试验欠稳准，右上肢明显，双侧轮替幅度及速度减低，左侧明显。双下肢跟膝胫试验稳准。Romberg 征及后拉试验查体不配合。脑膜刺激征阴性。

【实验室检查】

血常规：白细胞绝对值（3.89×10^9/L）、中性粒细胞相对值（58.7%）、红细胞绝对值（4.06×10^{12}/L）、血红蛋白（115g/L）、红细胞压积（35.9%）、血小板分布宽度（17.8fl）、平均血小板体积（12.8fl）。

生化全项：钾（3.42mmol/L）↓；余肝肾功能未见异常。

血液系统：铁蛋白（159ng/ml）、维生素 B_{12}（474pg/ml）、叶酸（8.08ng/ml），基本正常范围。

抗 O（65IU/ml）、类风湿因子（10.6IU/ml），正常范围。

乙肝五项：乙肝表面抗体［阳性（+）37.09］、乙肝核心抗体［阳性（＋）6.32］。

尿常规：白细胞（140.9/μl）、管型（1.49/μl）、细菌（1540.3/μl）、病理管型（0.29/ml）、白细胞（25.4/HPF）。

红细胞沉降率（2mm/60min），正常水平。

糖化血红蛋白（5.4%），正常范围。

甲状腺功能及抗体：三碘甲状腺原氨酸（1.43nmol/L）、甲状腺素（114.3nmol/L）、超敏促甲状腺激素（0.787μIU/ml）、游离T3（3.51pmol/L）、游离T4（15.6pmol/L）、甲状腺过氧化物酶抗体（0.12IU/ml）、甲状腺球蛋白抗体（0.61IU/ml），未见异常。

肿瘤标志物：甲胎蛋白（2.54ng/ml）、癌胚抗原（0.52ng/ml）、糖链抗原242（5.44U/ml）、细胞角蛋白19片段（2.51ng/ml）、癌抗原125（11.33U/ml），正常范围。

胸片：两肺纹理粗重。

泌尿系彩超：膀胱未见异常。

残余尿彩超：残余尿量约54ml。

颈部血管超声：双侧颈动脉内－中膜增厚，右侧锁骨下动脉起始处内－中膜增厚。

腹部彩超：肝胆胰脾肾未见占位性病变。

心脏彩超：目前心内主要结构及血流未见明显异常，左心功能正常。

黑质超声：中脑面积约4.15cm^2，黑质内可见点状及细线状强回声，未见明显团状回声增强区。报告诊断：黑质回声强度Ⅱ级。

肛门括约肌肌电图：肛门括约肌神经源性损害，时限11.2ms，卫星电位10%。

心电Holter：窦性心律，偶发房性期前收缩，阵发房性心动过速，阵发ST段改变。

笔记

淋巴结彩超：左侧腋窝、双侧腹股沟区见淋巴结，内未见血流信号。

乳腺正斜位：双侧致密型乳腺，未见明确肿块；照片显示左侧乳晕凹陷。

肌电图：①上下肢所检神经传导检测未见异常；②右侧伸指总肌、第一背侧骨间肌、双侧胫前肌未见神经源性及肌源性损害。

美多芭250mg测评：UPDRS Ⅲ基线61分，最大改善率11.4%。

息宁200mg测评：最大改善率11.4%。

DAT－PET：双侧纹状体代谢不对称减低（图2-2）。

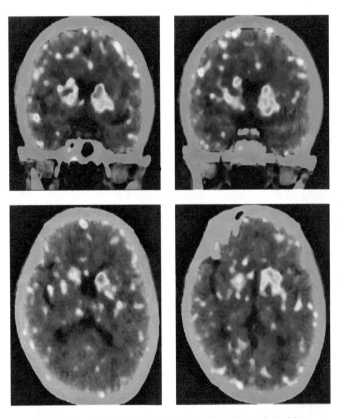

图2-2　DAT－PET双侧纹状体代谢不对称减低

头MRI报告：双侧侧脑室额角旁缺血性脱髓鞘改变；幕上脑室稍大；脑动脉未见异常（图2-3）。

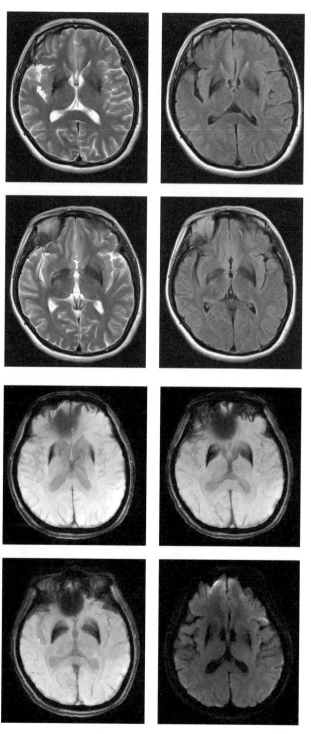

图2-3 头MRI T2、T2 flair、SWI和DWI相，T2相阅片可见壳核萎缩、壳核后部低信号（黄色箭头所示），右侧为著，SWI呈低信号，考虑为铁沉积

【定位诊断】

（1）锥体外系（黑质－纹状体系统）：患者临床表现为运动减少，肢体及颈部僵硬，姿势步态异常，构音障碍，查体可见运动迟缓、肌张力增高，满足锥体外系受累表现，符合运动减少－肌张力增高症候群，定位于黑质－纹状体系统。

（2）皮质脊髓束：查体可见双侧腱反射活跃，双侧巴氏征阳性，双侧 Rossolimo 征（＋），定位于皮质脊髓束。

（3）自主神经系统：患者卧立位血压检查收缩压差值 ＞20mmHg，考虑交感神经功能减低。

（4）大脑皮层：粗测患者高级皮层功能减退，故定位。

（5）小脑及其联系纤维：患者双侧指鼻不稳，辨距不良，故定位。

【定性诊断】可能的多系统萎缩—帕金森型（MSA－P）。

根据 MSA 诊断标准，分为很可能的 MSA、可能的 MSA 和确诊的 MSA，具体标准可见上文。结合该患者 50 岁起病，呈慢性进展性病程，伴有左旋多巴不敏感性的帕金森症状，3 分钟延迟血压收缩压差值为 23mmHg（不满足很可能的标准，满足可能的标准），同时存在小脑体征和锥体束征，头核磁可见双侧壳核萎缩、壳核后部低信号，肛门肌肌电图可见神经源性损伤，满足可能的多系统萎缩诊断标准，且患者主要表现为帕金森样症状，故考虑为可能的MSA－P。

【治疗过程】

患者诊断为 MSA－P，MSA 目前尚无特效治疗，以对症治疗为主，包括药物和非药物治疗。药物治疗包括：

（1）帕金森症状。在 MSA－P 型患者中，左旋多巴剂量缓慢增

笔记

加，以减缓直立性低血压、水肿、恶心等症状的加重。但只有30%的患者对左旋多巴短暂有效，平均维持3.5年。患者无明显的撤药反应，偶尔会导致突然的、有时为不可逆的运动异常的恶化。因此，对于无明显不良反应的患者，不建议完全停用左旋多巴治疗。多巴胺受体激动剂的有效性及耐受性通常不如左旋多巴，但部分患者对此敏感。

（2）自主神经症状。以对症治疗为主，如由于逼尿肌过度兴奋所致的尿急尿失禁可用抗毒蕈碱药物治疗。对于药物治疗无效的患者可采用逼尿肌肉毒素注射疗法，睡眠时保持10°～20°的头高倾斜位或者睡前服用去氨加压素可改善夜尿。间断置管治疗是残余尿量＞100ml的尿潴留患者的一线疗法。然而，这种方法长期应用会导致尿道溃疡，必要时可改用耻骨上置留导尿。直立性低血压患者可使用弹力袜，增加水盐摄入。有低血压不良反应的药物（如长效钙拮抗剂和抗心绞痛药物）应避免或至少在晚上服用。严重者可使用米多君治疗。

（3）严重快速动眼期睡眠障碍可使用镇定安眠药。持续正压通气或双向正压通气是伴有孤立性夜间吸气性喘鸣或睡眠呼吸暂停综合征的MSA患者的一线治疗方法。气管切开术可有效缓解喉头水平的气道阻塞和防止由于急性两侧声带外展肌麻痹所致的呼吸危机，但不能消除猝死的风险，因为致命的睡眠呼吸暂停仍可能发生。非药物治疗包括心理治疗、体能锻炼、语言锻炼、工作训练及家庭随访等，需要患者、家属及临床医师共同参与。

MSA目前是脑深部电刺激的禁忌证，但有报道称曾有两名拟诊为帕金森病的患者（后来尸检证实为MSA）对此短暂有效，目前仍在进一步研究中。需对MSA患者进行综合管理及个体化治疗以延缓患者病情进展及提高生活质量。

对于药物选择需遵循个体化治疗。该患者住院过程中行息宁和美多芭各 1 片测评，结果提示改善率最高为 11.4%，未达到 30% 的改善率，但仍有一定的药物反应，且患者病程中曾停用多巴胺能药物后出现症状加重，考虑多巴胺能药物对患者症状仍有一定改善，故继续目前息宁药物治疗，同时加用睡前息宁 100mg。住院期间同时给予重复经颅磁刺激治疗，患者肢体僵硬症状无明显好转，后出院。

讨论与分析

【病例特点】

（1）中年女性，隐匿起病，慢性进展性病程。

（2）以运动迟缓、左侧肢体僵硬为主要表现。

（3）体检示：面具脸，构音障碍，颈部肌张力增高，双上肢呈齿轮样肌张力增高，右侧远端明显，双下肢呈铅管样肌张力增高。不能行走，四肢腱反射活跃，右侧为著，双侧 Rossolimo 征阳性。双侧巴氏征阳性。双上肢指鼻试验欠稳准，右上肢明显，双侧轮替幅度及速度减低，左侧明显。双下肢跟膝胫试验稳准。

（4）多巴胺能药物测评提示美多芭 250mg 最佳改善率 11.4%；息宁 200mg 最佳改善率 11.4%。

（5）DAT-PET 提示：双侧纹状体代谢不对称减低。头核磁提示双侧壳核萎缩、壳核后部低信号。

【诊疗思路】

MSA-P 以帕金森症状为突出表现，主要表现为运动迟缓，伴肌强直、震颤或姿势不稳；但帕金森病的"搓丸样"震颤少见，

50%患者出现不规则的姿势性或动作性震颤。大部分MSA患者对左旋多巴类药物反应较差，但约30%患者对左旋多巴短暂有效。帕金森综合征和帕金森叠加综合征在早期难以鉴别，早期考虑PD的患者，随着病情进展，出现自主神经受累证据及影像学表现。药物反应性是重要的鉴别点：帕金森病早期对多巴胺能药物的反应性可达70%～100%，但帕金森叠加综合征早期对药物可有反应性但效果不明显，且帕金森叠加综合征对于药物有效性时间短。

疾病介绍

多系统萎缩

【流行病学】

多系统萎缩（MSA）在1969年被首次提出，是一种中老年起病，以进展性自主神经功能障碍，伴帕金森症状、小脑性共济失调症状及锥体束征为主要临床特征的神经系统退行性疾病。历史上对这一疾病曾经有不同的命名：纹状体黑质变性（SND）、橄榄体脑桥小脑萎缩（OPCA）和Shy－Drager综合征（SDS）。目前认为多系统萎缩是一种散发性神经系统退行性疾病，临床表型主要包括自主神经功能障碍、帕金森综合征、共济失调和锥体系统功能障碍等，目前主要分为两种临床类型：帕金森型（MSA－P）和小脑型（MSA－C），不同患者可表现为各种症状重叠组合。少突胶质细胞胞质α－突触核蛋白阳性包涵体是多系统萎缩的神经病理学特征，因此该病被归于突触核蛋白病。多系统萎缩多于50～60岁发病，男性发病率高于女性。欧美人群每年发病率约为0.60/10万，而在50岁以上人群中则为3/10万，另有不同研究者报道的患病率的范围为 1.90/10 万～4.90/10 万，日本人群中多系统萎缩患病率约为 8/10 万。其他人群尚无相关研究报道。在不同种族背景人群中，MSA－P 和 MSA－C 分型比例不同，欧美国家 MSA－P 型患者占多系统萎缩患者总数的 80% 左右，而日本 MSA－C 型所占比例较大。我国目前尚无确切的流行病学资料。

早期出现严重的进展性的自主神经功能障碍是 MSA 的主要特征，而患者自主神经功能障碍的进展速度越快预示着预后不良，患者寿命将缩短 2.3 年，部分 MSA 患者在运动症状前可出现性功能障碍、尿频、尿急、尿失禁或尿潴留、体位性低血压、吸气性喘鸣以及快动眼期睡眠行为障碍（RBD）等非运动症状。MSA 患者的平均发病年龄是 53 岁，而发病年龄早于 49 岁的患者早期对左旋多巴的效果好。MSA 患者的运动和非运动症状呈进行性加重，特别是在发病初期，MSA 患者的病程进展较帕金森病患者更快，故约 50% 的患者在运动症状出现后的 3 年内行走需要帮助，60% 的患者 5 年后需要借助轮椅，6～8 年后患者通常完全卧床，患者的平均生存年限约为 8～10 年。

【病因】

MSA 病因尚未明确，普遍认为该病是一种散发性疾病，但遗传因素也可能参与了 MSA 的发病机制。MSA 目前被认为是一种少突胶质细胞 α－突触核蛋白病，其病理学特征是在少突胶质细胞胞浆内出现以 α－突触核蛋白为主要成分的包涵体。α－突触核蛋白的病理性积聚是人帕金森病和其他神经系统退行性疾病的特征之一。在体外确定的条件下培养的重组 α－突触核蛋白假定为一个寡聚结构，并逐渐认为类似于人神经病理样本中找到的路易小体和神经突的富含 β 片层的纤维结构，这一过程被称为聚集。并且认为它是 α－突触核蛋白潜在毒性的基础。Scott 等将过表达人 α－突触

笔记

核蛋白的转基因小鼠脑神经元进行培养，观察到 α - 突触核蛋白逐渐出现病理变化，表现为对蛋白酶 K 抵抗，磷酸化增强；神经元神经递质释放能力明显受抑，突触小泡扩大，提示该转基因小鼠是一种突触前蛋白缺如的表型。进一步研究发现，突触内与胞吞和胞吐相关的 4 种内源性突触前蛋白或缺如，或水平很低，与人类神经变性病神经元变化相似。以上提示 α - 突触核蛋白病理改变可引起突触前蛋白丧失，进而导致突触功能障碍。

【临床表现】

MSA 症状多样，病情进展快，易被误诊为帕金森病（Parkinson's disease，PD）或特发性晚发型小脑性共济失调（idiopathic late - onset cerebellar ataxia，ILOCA）。MSA 临床表现为不同程度的自主神经功能障碍、帕金森症状、小脑性共济失调症状和锥体束征等。

1. 运动症状

（1）MSA - P 亚型以帕金森症状为突出表现，主要表现为运动迟缓，伴肌强直、震颤或姿势不稳；但帕金森病的"搓丸样"震颤少见，50% 患者出现不规则的姿势性或动作性震颤。大部分 MSA 患者对左旋多巴类药物反应较差，但约 30% 患者对左旋多巴短暂有效。

（2）MSA - C 亚型以小脑性共济失调症状为突出表现，主要表现为步态共济失调，伴小脑性构音障碍、肢体共济失调或小脑性眼动障碍，晚期可出现自发性诱发性眼震。

（3）16% ~ 42% 患者可伴有姿势异常（脊柱弯曲、严重的颈部前屈、手足肌张力障碍等）、流涎以及吞咽障碍等。

2. 自主神经功能障碍

MSA - P 亚型和 MSA - C 亚型患者均有不同程度的自主神经功

37

能障碍，最常累及泌尿生殖系统和心血管系统。泌尿生殖系统受累主要表现为尿频、尿急、尿失禁、夜尿频多、膀胱排空障碍和性功能障碍等，男性患者出现的勃起功能障碍可能是最早的症状；心血管系统受累主要表现为体位性低血压，反复发作的晕厥、眩晕、乏力、头颈痛亦很常见；50%患者可伴有餐后低血压、仰卧位或夜间高血压。其他自主神经功能症状还包括便秘、瞳孔运动异常、泌汗及皮肤调节功能异常等。

3. 其他症状

睡眠障碍是 MSA 患者早期出现的特征性症状，主要包括 RBD、睡眠呼吸暂停、白天过度嗜睡及不宁腿综合征。呼吸系统功能障碍也是 MSA 的特征性症状之一，有 50% 的患者出现白天或夜间吸气性喘鸣，尤其是在晚期患者中更多见。夜间吸气性喘鸣常与睡眠呼吸暂停同时存在。MSA 患者通常不伴有痴呆表现，但约 1/3 患者存在认知功能障碍伴注意力缺陷，情绪失控以及抑郁、焦虑、惊恐发作等行为异常亦存在。

欧洲 MSA 协会，曾经对来自 10 个国家的 19 个中心的 437 例 MSA 患者，进行了临床特征的汇总分析，结果：男性 52.8%，女性 47.2%，平均起病年龄 57.8 岁，平均病程 5.8 年，其中 59% 诊断可能 MSA，46% 符合很可能 MSA 标准。排尿功能障碍比直立性低血压更常见，PD（87%）症状比小脑性共济失调（64%）更常见。99% 患者存在自主神经功能障碍，泌尿系统症状占 83%，其中急性尿失禁 73%，不全膀胱排空 48%，性功能障碍 84%；直立性低血压 75%，晕厥 19%，慢性便秘 33%；神经精神症状与睡眠障碍，抑郁症 41%、幻觉 5.5%、痴呆 4.5%、失眠 19%、白天嗜睡 17%、不宁腿 10%。另外，锥体束征和腱反射活跃体征在 MSA 中并不常见，其中巴氏征阳性为 28%，腱反射活跃为 43%。

【辅助检查】

1. 神经影像学检查

（1）结构影像学：头颅核磁共振成像（magnetic resonance imaging，MRI）主要表现为壳核、小脑、脑桥萎缩。加权像脑桥十字形增高影（十字征）、壳核尾部低信号伴外侧缘裂隙状高信号（裂隙征）为 MSA 相对特异的影像学表现。高磁场（1.5T 以上）MRI T2 加权像可见壳核背外侧缘条带状弧形高信号、脑桥基底部十字征和小脑中脚高信号。

（2）功能影像学：氟 – 脱氧葡萄糖 PET 技术（18 F – fluorodeoxyglucosepositronemission tomography,[18] FDG – PET）可显示壳核、脑干或小脑的低代谢，有助于诊断，且[18]F – PET 技术区分 PD、MSA 及其亚型的敏感性及准确率较 MRI 平扫更高。单光子发射计算机断层成像术（single photon emission computedtomography，SPECT）检查可发现突触前黑质纹状体多巴胺能失神经改变。磁共振弥散加权成像对 MSA 具有较高的特异性和敏感性，其 Trace（D）值（即弥散系数）可作为诊断 MSA 并区分其亚型的有效指标，MSA – P 患者壳核区域 Trace（D）值明显升高，而 MSA – C 患者小脑和小脑中脚区域 Trace（D）值明显增高。颅脑氢质子磁共振波谱、弥散张量成像、基于体素形态学测量、磁敏感成像、经颅多普勒超声等检查对于 MSA 的分型和鉴别诊断可能有一定的帮助。

2. 自主神经功能检查

（1）膀胱功能评价：有助于发现神经源性膀胱功能障碍。尿动力学检查可发现膀胱逼尿肌过度活跃，逼尿肌 – 括约肌协同失调，膀胱松弛；膀胱超声检测残余尿量有助于膀胱排空障碍的诊断，残余尿量 >100ml 有助于 MSA 的诊断。

（2）心血管自主反射功能评价：卧立位血压检测及直立倾斜试验有助于评价患者的直立性低血压；24小时动态血压监测有助于发现患者夜间高血压。

（3）呼吸功能评价：睡眠下电子喉镜检查有助于早期发现患者的夜间喘鸣，亚临床声带麻痹等。

（4）睡眠障碍评价：多导睡眠脑电图有助于睡眠障碍的诊断。

（5）肛门括约肌肌电图（EAS－EMG）：往往出现不同程度的肛门括约肌神经源性受损改变，包括自发电位的出现、MUP波幅增高、时限延长、多项波比例增多、卫星电位比例增多等。EAS－EMG是一种评价MSA自主神经功能状况的客观检测手段，对MSA具有支持诊断的作用，但难以鉴别MSA－P亚型和进行性核上性麻痹。在怀疑MSA时该项检查可作为常规的电生理检查方法。

（6）体温调节功能评价：发汗实验有助于发现患者的排汗功能丧失。

（7）反射定量检测可发现MSA皮肤节后交感神经纤维保留。

3. ^{123}I－间碘苄胍（^{123}I－MIBG）心肌显像

可区分自主神经功能障碍是交感神经节前还是节后病变，PD患者心肌摄取^{123}I－间碘苄胍能力降低，而MSA患者主要是心脏交感神经节前纤维的病变，节后纤维相对完整，无此改变。

【诊断】

1. 诊断标准

MSA的诊断仍以病理诊断为"金标准"，临床尚缺乏客观的生物学标志。目前MSA的诊断主要参考2008年Gilman等提出的第2版诊断标准。该诊断标准基于自主神经功能障碍、帕金森综合征、小脑功能障碍和锥体束损害4种功能障碍的组合及其严重程度，将

笔记

MSA 分为"可能的"（possible）、"很可能的"（probable）和"确诊的"（definite）3 个等级（表 2 - 1）。

表 2 - 1　MSA 等级的诊断标准

诊断类型	诊断标准
可能的 MSA	散发、进展性，成年（30 岁以上）起病，并具备以下特征： 1. 具有下面两项之一： （1）左旋多巴反应不良性帕金森综合征（运动迟缓，伴肌强直、震颤或姿势不稳） （2）小脑功能障碍（步态共济失调，伴小脑性构音障碍、肢体共济失调或小脑性眼动障碍） 2. 至少有下列 1 项自主神经功能不全的表现： （1）无其他病因可以解释的尿急、尿频或膀胱排空障碍，勃起功能障碍（男性） （2）体位性低血压（但未达到"很可能的"MSA 的诊断标准） 3. 至少有 1 项下列表现： （1）可能的 MSA - P 或 MSA - C：①巴宾斯基征阳性，伴腱反射活跃；②喘鸣 （2）可能的 MSA - P：①进展迅速的帕金森症状；②对左旋多巴不敏感；③运动症状发作 3 年内出现姿势不稳；④小脑功能障碍；⑤运动症状发作 5 年内出现吞咽困难；⑥MRI 表现为壳核、小脑中脚、脑桥或小脑萎缩；⑦^{18}F - FDG - PET 表现为壳核、脑干或小脑低代谢 （3）可能的 MSA - C： ①帕金森症状；②MRI 表现为壳核、小脑中脚或脑桥萎缩；③^{18}F - FDG - PET 表现为壳核、脑干或小脑低代谢；④SPECT 或 PET 表现为黑质纹状体突触前多巴胺能纤维去神经改变
很可能的 MSA	散发、进展性，成年（30 岁以上）起病，并具备以下特征： 1. 具有下面两项之一： （1）左旋多巴反应不良性帕金森综合征（运动迟缓，伴肌强直、震颤或姿势不稳） （2）小脑功能障碍（步态共济失调，伴小脑性构音障碍、肢体共济失调或小脑性眼动障碍） 2. 至少有 1 项以下自主神经功能障碍的表现： （1）尿失禁（不能控制膀胱排尿，男性合并勃起功能障碍） （2）体位性低血压（站立 3min 收缩压下降≥30mmHg 和（或）舒张压下降≥15mmHg）
确诊的 MSA	需经脑组织尸检病理学证实在少突胶质细胞胞浆内存在以 α - 突触核蛋白为主要成分的嗜酸性包涵体（GCIs），并伴有橄榄脑桥小脑萎缩或黑质纹状体变性

2. 支持诊断的临床特征

①口面肌张力障碍；②不同程度的颈部前屈；③严重躯干前屈可伴 Pisa 综合征（属躯干肌张力障碍的一种类型，躯干向身体一侧强直性弯曲，伴轻度后旋，缺乏其他伴随的肌张力障碍症状）；④手或足挛缩；⑤吸气性叹息；⑥严重的发音困难（主要表现为发音的发展速度低于相应年龄水平，发音延迟或发音错误）；⑦严重的构音障碍（主要表现为咬字不清、说话含糊，声响、音调、速度、节律异常和鼻音过重等言语听觉特性的改变）；⑧新发或加重的打鼾；⑨手足冰冷；⑩强哭强笑；⑪肌阵挛样姿势性或动作性震颤。

3. 不支持诊断的临床特征

①典型的"搓丸样"静止性震颤；②临床上显著的周围神经病变表现；③发病年龄 >75 岁；④共济失调或帕金森综合征家族史；⑤痴呆（符合美国精神障碍诊断统计手册第 4 版诊断标准）；⑥白质损害提示为多发性硬化；⑦非药源性幻觉。

参考文献

1. Gilman S, Wenning GK, Low PA, et al. Second consensus statement on the diagnosis of multiple system atrophy. Neurology, 2008, 71 (9)：670 – 676.

2. Singer W, Opfer – Gehrking TL, McPhee BR, et al. Acetylcholinesterase inhibition：a novel approach in the treatment of neurogenic orthostatic hypotension. J Neurol Neurosurg Psychiatry, 2003, 74 (9)：1294 – 1298.

3. Wenning GK, Stefanova N. Recent developments in multiple system atrophy. J Neurol, 2009, 256 (11)：1791 – 1808.

4. Gilman S, Koeppe RA, Nan B, et al. Cerebral cortical and subcortical cholinergic deficits in parkinsonian syndromes. Neurology, 2010, 74 (18)：1416 – 1423.

5. Wenning GK, Geser F, Krismer F, et al. The natural history of multiple system atrophy：a prospective European cohort study. Lancet Neurol, 2013, 12 (3)：

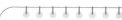

264 – 274.

6. Freeman R. Clinical practice. Neurogenic orthostatic hypotension. N Engl J Med, 2008, 358 (6): 615 – 624.

7. Iranzo A. Management of sleep – disordered breathing in multiple system atrophy. Sleep Med, 2005, 6 (4): 297 – 300.

8. Stefanova N, Bücke P, Duerr S, et al. Multiple system atrophy: an update. Lancet Neurol, 2009, 8 (12): 1172 – 1178.

9. Fanciulli A, Wenning GK. Multiple – system atrophy. N Engl J Med, 2015, 372 (3): 249 – 263.

10. Stemberger S, Scholz SW, Singleton AB, et al. Genetic players in multiple system atrophy: unfolding the nature of the beast. Neurobiol Aging, 2011, 32 (10): 1924. e5 – 14.

11. Multiple – System Atrophy Research Collaboration. Mutations in COQ2 in familial and sporadic multiple – system atrophy. N Engl J Med, 2013, 369 (3): 233 – 244.

12. Sun ZF, Xiang XS, Chen Z, et al. Increase of the plasma α – synuclein levels in patients with multiple system atrophy. Mov Disord, 2014, 29 (3): 375 – 379.

13. Bleasel JM, Wong JH, Halliday GM, et al. Lipid dysfunction and pathogenesis of multiple system atrophy. Acta Neuropathol Commun, 2014, 2: 15.

14. Scott DA, Tabarean I, Tang Y, et al. A pathologic cascade leading to synaptic dysfunction in alpha – synuclein – induced neurodegeneration. JNeurosci, 2010, 30 (24): 8083 – 8095.

15. 李鑫, 冯涛, 张蓉. 突触核蛋白病病理学研究进展. 中华老年心脑血管病杂志, 2012, 14 (9): 1001 – 1003.

16. Köllensperger M, Geser F, Ndayisaba JP, et al. Presentation, diagnosis, and management of multiple system atrophy in Europe: final analysis of the European multiple system atrophy registry. Mov Disord, 2010, 25 (15): 2604 – 2612.

17. Peerauly T. Multiple system atrophy. Semin Neurol, 2014, 34 (2): 174 – 181.

18. Köllensperger M, Geser F, Seppi K, et al. Red flags for multiple system atrophy.

笔记

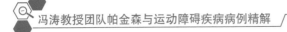
Mov Disord，2008，23（8）：1093 – 1099.

19. Iranzo A，Molinuevo JL，Santamaría J，et al. Rapid – eye – movement sleep behaviour disorder as an early marker for a neurodegenerative disorder：a descriptive study. Lancet Neurol，2006，5（7）：572 – 577.

20. Jecmenica – Lukic M，Poewe W，TolosaE，et al. Premotor signs and symptoms of multiple system atrophy. Lancet Neurol，2012，11（4）：361 – 368.

21. 中华医学会神经病学分会帕金森病及运动障碍学组，唐北沙，陈生弟，等. 多系统萎缩诊断标准中国专家共识. 中华老年医学杂志，2017，36（10）：1055 – 1060.

（柳　竹）

病例 3
进行性核上性麻痹——
帕金森综合征型

病历摘要

患者男性，57 岁。主诉"肢体抖动 3 年半，记忆力减退 3 年，反复跌倒 1 年"。

患者 3 年半前无明显诱因出现右下肢不自主抖动，静止时出现，紧张时加重，活动时减轻，睡眠时消失。3 年前出现左下肢不自主抖动，不能自己控制，伴有运动迟缓，表现为洗脸、刷牙、穿衣、写字慢，起床、翻身费力，行走时身体向右倾斜，步态慢，右上肢摆臂少，并逐渐出现记忆力减退，经常将钥匙忘在家里。就诊于我院，考虑帕金森病可能，给予森福罗、金刚烷胺等治疗，肢体抖动症状改善不明显。2 年 10 个月前出现左上肢抖动，伴尿频、尿急、排尿困难；伴言语不清，说话声音变小，音调降低，自服中药后言语不清好转，但出现流泪、流涎。2 年半前出现全身乏力，行走时身体前倾、步幅小，步态慢，向前和向后各摔倒一次。伴性格改变、情绪暴躁、易怒；伴睡眠中大喊大叫、嗅觉减退，偶有尿失禁；伴便秘，3~4 日/次。给予美多芭、森福罗、柯丹、金刚烷胺等治疗后，上述症状稍改善。但症状逐渐加重，1 年前反复出现跌倒，主要向后跌倒，1 次/月~3 次/日不等。近半年出现尿频、尿急、尿失禁。病程中无幻觉，生活可自理，无迷路等现象。目前服用美多芭 250mg 早晚餐前 1 小时、珂丹 0.2g 早晚餐前 1 小时、森福罗 1mg 早晚餐后各一次，金刚烷胺早晚餐后各一次。

既往史： 有高血压、糖尿病、高血脂、腔隙性脑梗死、前列腺增生，均规律服药，对磺胺过敏。否认脑外伤、CO 中毒、脑炎、毒物接触史。否认吸烟饮酒史。

【入院查体】

卧位血压 133/78mmHg，心率 105 次/分，立位血压 133/85mmHg，心率 112 次/分，心肺腹查体未见异常。神经系统查体：神志清楚，轻度构音障碍，面具脸，记忆力、计算力下降，定向力、理解判断力粗测正常。双瞳孔等大等圆，d = 3.0mm，对光反射灵敏，双眼球上下视活动受限，未见眼震。面部针刺觉正常对称，双侧咀嚼有力。双侧额纹、鼻唇沟对称，双耳听力粗测正常，Weber 试验居中。Rinne 试验双侧气导大于骨导。双侧软腭抬举有力，悬雍垂居中，双侧咽反射存在，双侧转颈耸肩有力，伸舌居中，未见舌肌纤颤。四肢肌容积正常，肌力 5 级，四肢肌张力呈齿轮样增高。双侧指鼻、跟膝胫试验稳准，双侧轮替动作缓慢。闭目难立征阴性。双下肢及右上肢可见静止性震颤，左上肢可见姿势性震颤。站立时身体前倾，步态缓慢，双上肢联带动作减少，未见前冲步态。后拉试验阳性。深浅感觉检查未见异常。双上肢腱反射正常对称，双下肢腱反射消失，双侧巴氏征阴性。颈软，脑膜刺激征阴性。

【辅助检查】

头磁共振：

（1）头磁共振（2013年）：脑内多发点片状缺血灶，双侧额顶叶皮下多发斑点状缺血脱髓鞘改变，右侧顶枕局部皮层下、左侧底节区含铁血黄素沉积，右侧MCA及ACA管壁欠光滑。

（2）头磁共振（2014年）：脑内多发缺血灶，右侧顶下叶含铁血黄素沉积，脑萎缩。MRA：右侧颈内动脉眼段狭窄。

（3）头磁共振（2016年）：脑内多发斑片状缺血性白质病变，脑桥腔隙性梗死灶，透明隔及穹隆间腔显示；老年性脑改变；MRA：双侧椎动脉未见完整显影。

下图是2013、2014及2016年三次头磁共振T2序列对比图（图3-1）；2013、2014及2016年三次头磁共振矢状位对比图（图3-2）；2016年头MRI矢状位中脑放大图像（图3-3）。

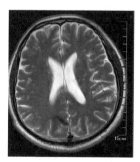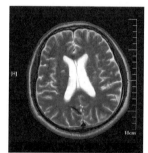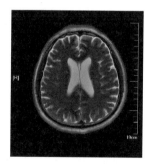

图3-1　2013、2014及2016年三次头磁共振T2序列对比图

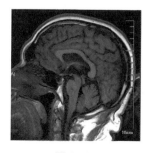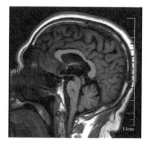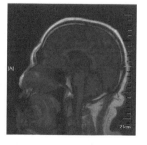

图3-2　2013、2014及2016年三次头磁共振矢状位对比图

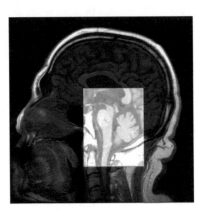

图 3-3　2016 年头 MRI 矢状位中脑放大图像，
可见中脑背盖上缘平坦及蜂鸟征

颈动脉超声（2016 年）：双侧颈动脉斑块形成，右侧锁骨下动脉斑块形成。

残余尿量（2016 年）：104ml。

超声心动（2016 年）：主动脉瓣少量反流，左室舒张功能减低。

腹部超声（2016 年）：脂肪肝。

泌尿系超声（2016 年）：前列腺增生伴钙化斑形成。

黑质超声（2014 年）：回声Ⅲ级，左侧 0.12cm^2，右侧 0.17cm^2，S/M 约 7.4%。

震颤分析（2016 年）：双上肢可见静止性及姿势性细小抖动，无规律。左下肢可见静止性震颤，频率 3.3Hz，波幅 525~1000uV，交替性；姿势性震颤 4.5Hz，波幅 1000~2000uV，交替性。右下肢可见静止性震颤，频率 4.0Hz，波幅 427~999uV，大致同步；姿势性震颤 4.6Hz，波幅 1000~1903uV，同步。

肛门括约肌肌电图（2016 年）：时限 10.7ms，卫星电位 10%，提示肛门括约肌轻度神经源性损害。

MMSE（2016 年）：24 分，大专文化。

MoCA（2016 年）：23 分，大专文化。

美多芭测评：

（1）美多芭 62.5mg 测评（2013 年）：最大改善率为服药后 2 小时：22.2%。

基线 UPDRS Ⅲ评分：9 分。

服药后 1 小时 UPDRS Ⅲ评分：9 分，改善率 0。

服药后 2 小时 UPDRS Ⅲ评分：7 分，改善率 22.2%。

服药后 3 小时 UPDRS Ⅲ评分：9 分，改善率 0。

（2）美多芭 125mg 测评（2014 年）：UPDRS Ⅲ评分：基线 35 分；最大改善率为服药后 2 小时：28.6%。

（3）美多芭 187.5mg 测评（2014 年）：UPDRS Ⅲ评分：基线 29 分；最大改善率为服药后 3 小时：24.14%。

（4）美多芭 250mg 测评（2014 年）：UPDRS Ⅲ评分：基线 18 分；最大改善率为服药后 2 小时：72%。

（5）美多芭 250mg 测评（2016 年）：最大改善率为服药后 2 小时：10%。

基线 UPDRS Ⅲ评分 36 分，右侧对指计数 86 次/分，左侧对指计数 84 次/分，卧位血压 138/86mmHg，立位血压 129/81mmHg。

服药后 1 小时 UPDRS Ⅲ评分 33 分，改善率 8.3%，右侧对指计数 84 次/分，左侧对指计数 82 次/分，卧位血压 122/75mmHg，立位血压 119/68mmHg。

服药后 2 小时 UPDRS Ⅲ评分 32 分，改善率 11.1%，右侧对指计数 86 次/分，左侧对指计数 83 次/分，卧位血压 120/76mmHg，立位血压 118/73mmHg。

服药后 3 小时 UPDRS Ⅲ评分 35 分，改善率 2.7%，右侧对指计数 84 次／分，左侧对指计数 81 次／分。

【定位诊断】

（1）锥体外系（黑质－纹状体系统）：患者临床表现为肢体抖动、运动迟缓，吃饭、穿衣困难，翻身费力，逐渐加重出现频繁跌倒，查体可见四肢肌张力增高，双侧轮替动作笨拙。站立时身体前倾，步幅小、行走缓慢，双上肢联带动作减少，后拉试验阳性，结合患者肢体肌力正常，考虑上述症状和体征符合锥体外系受累表现，且患者表现为运动迟缓－肌张力增高症候群，故定位于锥体外系的黑质－纹状体系统。

（2）自主神经系统：患者有尿频、尿急、尿失禁，残余尿 104ml，肛门括约肌肌电图提示轻度神经源性损害，考虑自主神经系统受累。

（3）广泛大脑皮层：患者记忆力、计算力下降，考虑累及边缘系统，患者有性格改变，情绪暴躁、易怒，考虑累及额叶可能，结合 MMSE（大专文化）：24 分，MoCA（大专文化）：23 分，故定位于广泛大脑皮层。

（4）周围神经：患者双下肢腱反射消失，无肢体无力，双侧巴氏征阴性，考虑累及周围神经可能。

【定性诊断】可能的进行性核上性麻痹－帕金森综合征型（PSP－P）

诊断依据：患者中年男性，慢性病程，逐渐加重，临床表现为运动症状：肢体抖动 3 年半，运动迟缓 3 年，反复向后跌倒 1 年；认知下降：记忆力减退 3 年，性格改变 2 年半。非运动症状：嗅觉减退，RBD，便秘，尿急、尿频、尿失禁。查体：双眼球上下视活动受限，四肢肌张力呈齿轮样增高，双下肢及右上肢可见静止性震颤，左上肢可见姿势性震颤。站立时身体前倾，步态缓慢，双上肢联带动作减少，未见前冲步态。后拉试验阳性。2016 年中国进行性核上性麻痹临床诊断标准。

1. 纳入条件

（1）隐匿起病，病程逐渐进展。

（2）发病年龄≥30 岁。

（3）临床症状为并列条件可以同时具有或单独存在：

1）姿势不稳：①病程第 1 年出现明显的反复跌倒；② 1 年后出现反复跌倒。

2）病程 2 年内出现：①垂直性核上性向下或向上扫视缓慢；②凝视麻痹。

3）病程 2 年后出现：①垂直性核上性向下或向上扫视缓慢；②凝视麻痹。

2. 支持条件

（1）中轴性肌强直或多巴抵抗的帕金森症。

（2）早期的吞咽困难或构音障碍。

（3）存在额叶认知功能障碍、冻结步态、非流利性失语或假性球麻痹等无法用排除条件中所列疾病解释的临床表现。

（4）头颅 MRI：正中矢状位 T1WI MRI：①表现以中脑萎缩为主的特征性征象：中脑背盖上缘平坦及蜂鸟征；②核磁共振帕金森综合征指数（magnetic resonance parkinsonism index，MRPI）=脑桥与中脑的面积比值×小脑中脚/小脑上脚宽度比＞13.55；③中脑和脑桥长轴的垂直线比值＜0.52 或中脑长轴垂直线

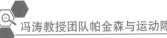

<9.35mm。

（5）嗅觉检查和心脏间碘苄胍（MIBG）闪烁显像正常。

3. 排除条件

（1）有其他帕金森综合征病史。

（2）与多巴胺能药物无关的幻觉和妄想。

（3）严重不对称性帕金森病。

（4）采用多巴胺受体阻滞剂或多巴胺耗竭剂治疗，且剂量和时间过程与药物诱导的帕金森综合征一致。

（5）神经影像学有结构损害的依据（如基底核或脑干梗死、占位性病变等）。

（6）阿尔茨海默型皮质性痴呆。

（7）局限性额叶或颞叶萎缩。

（8）早期出现明显小脑共济失调。

（9）早期显著的自主神经功能障碍。

4. 诊断标准

（1）临床确诊的PSP－RS（richardson's syndrome）：

必备纳入条件为（1）、（2）、（3）1）①和2）②及支持条件（4）中的两项；无排除条件。

（2）很可能的PSP－RS（richardson's syndrome）：

必备纳入条件为（1）、（2）、（3）1）①和2）①及支持条件（5）；无排除条件。

（3）很可能的PSP－P：

必备纳入条件为（1）、（2）、（3）3）①或（2）和支持条件（1）、（5）；无排除条件。

（4）可能的 PSP：

必备纳入条件为（1）、（2）、（3）1）②或2）①或3）①伴有支持条件（1）、（2）、（3）其中一项；无排除条件（1）~（6）。

患者符合纳入条件（1）、（2）、（3）1）②、3）②支持条件（1）、（4）；无（1）~（6）项排除标准。

故临床诊断为可能的进行性核上性麻痹。患者非对称性起病，有静止性震颤、运动迟缓、肌僵直表现，早期（2013 年及 2014 年多巴胺能测评）对左旋多巴治疗有效，故考虑为可能的 PSP 帕金森综合征型。

【治疗过程】

临床上还没有针对进行性核上性麻痹明确有效的治疗手段，目前大多为症状改善及支持治疗。

对于 PSP 患者运动症状，左旋多巴可能对 PSP－P 的患者有一定效果。PSP－P 型患者早期可以短暂对左旋多巴有效。但左旋多巴制剂对大多数其他类型 PSP 运动症状效果甚微或无效。除美多芭、息宁此类左旋多巴/多巴脱羧酶抑制剂外，其他类型的多巴胺能药物对于治疗 PSP 循证医学证据更为缺乏。对于有局部肌张力障碍的患者，可以尝试肉毒素注射。

而对于 PSP 患者的认知障碍治疗，目前缺乏共识。一些临床试验及案例报道提出胆碱酯酶抑制剂可能可以改善认知障碍，但也可能使运动症状恶化。PSP 患者也可能合并抑郁等情绪障碍，此类症状可通过治疗改善。

患者病程早期对左旋多巴治疗效果反应好：2013 年美多芭 62.5mg 测评：最大改善率 22.2%，2014 年美多芭 125mg 测评：最大改善率 28.6%，2014 年美多芭 250mg 测评：最大改善率

72%。此次入院完善多巴胺能药物测评，美多芭250mg测评：最大改善率10%，效果欠佳。病程中患者出现夜间走廊里游走，曾有两次不告知医师而回家，曾有一次因没穿外套坐公交车回家而被公交车司机送回医院。在院期间不注重个人卫生、穿着。考虑不除外有森福罗导致的冲动行为，逐渐将森福罗减量。给予早晚餐前1小时口服美多芭250mg，每日2次；珂丹片0.2g，每日2次（与美多巴同服）；早午餐后口服普拉克索0.75mg，每日2次；金刚烷胺早餐后100mg，午餐后50mg，改善肌僵直、运动迟缓及震颤等症状。给予安理申5mg，每晚1次改善认知功能。患者症状改善不明显。

讨论与分析

【病例特点】

（1）中年男性，慢性进展性病程。

（2）以运动症状起病，表现为肢体抖动，运动迟缓，近1年反复向后跌倒；病程中出现认知下降、记忆力减退、性格改变。伴随非运动症状：嗅觉减退、RBD、便秘、尿急、尿频、尿失禁。

（3）查体：双眼球上下视活动受限，四肢肌张力呈齿轮样增高，双下肢及右上肢可见静止性震颤，左上肢可见姿势性震颤。站立时身体前倾，步态缓慢，双上肢联带动作减少，未见前冲步态。后拉试验阳性。

（4）多巴胺能药物测评提示病程早期左旋多巴反应性好：

2013年美多芭62.5mg测评：最大改善率22.2%。

2014年美多芭125mg测评：最大改善率28.6%。

2014 年美多芭 250mg 测评：最大改善率 72%。

现左旋多巴反应不佳。

2016 年美多芭 250mg 测评：最大改善率 10%。

（5）头 MRI 示：T1 加权像中脑矢状位显示中脑背盖上缘平坦及蜂鸟征。中脑和脑桥长轴的垂直线比值为 0.31。

【诊疗思路】

进行性核上性麻痹 - 帕金森综合征型的鉴别诊断：本患者中年男性，慢性进展性病程，临床表现为静止性震颤、肌僵直、运动迟缓帕金森综合征表现，同时有反复向后跌倒病史，认知障碍，伴随非运动症状：嗅觉减退、RBD、便秘、尿急、尿频、尿失禁。病程早期左旋多巴治疗有效、后期治疗效果不佳。需要与帕金森病及多系统萎缩等其他类型的帕金森叠加综合征相鉴别。

1. 帕金森病

是一种常见的神经系统退行性疾病，在我国 65 岁以上人群的患病率为 1700/10 万。该病的主要病理改变为黑质致密部多巴胺能神经元丢失和路易小体形成，其主要生化改变为纹状体区多巴胺递质降低，临床症状包括静止性震颤、肌强直、运动迟缓和姿势平衡障碍的运动症状及嗅觉减退、快动眼期睡眠行为异常、便秘和抑郁等非运动症状。

根据 2015 年 MDS 帕金森病和 2016 年中国帕金森病的诊断标准，首先该患者有运动迟缓，静止性震颤、肌僵直，符合帕金森综合征的诊断标准。

（1）帕金森病的支持标准包括：

①对多巴胺能药物治疗具有明确且显著的有效应答，治疗后

UPDRS Ⅲ评分改善超过30%或主观记录；明确且显著的"开/关"期波动，有可预测的剂末现象。②出现左旋多巴诱导的异动症。③存在单个肢体静止性震颤。④存在嗅觉减退或心肌 MIBG 造影发现心交感神经功能减退。

（2）帕金森病的绝对排除标准包括：

①明确的小脑异常；②向下的垂直性核上性凝视麻痹；③在发病的前5年内，诊断为很可能的行为变异型额颞叶痴呆或原发性进行性失语；④发病超过3年仍局限在下肢的帕金森综合征的表现；⑤采用多巴胺受体阻滞剂或多巴胺耗竭剂治疗；⑥尽管病情严重程度是中度以上但对高剂量的左旋多巴治疗缺乏可观察到的治疗应答；⑦明确的皮层性的感觉丧失，明确的肢体观念运动性失用或者进行性失语；⑧突触前多巴胺能系统功能神经影像学检查正常；⑨明确记录的可导致帕金森综合征或疑似与患者症状相关的其他疾病。

（3）帕金森病的警示征象包括：

①发病5年内需要使用轮椅；②发病5年或5年以上，运动症状完全没有进展；③发病5年内出现的严重的发音困难或构音障碍、吞咽困难；④出现喘鸣；⑤发病5年内出现严重的自主神经功能障碍，包括：a. 体位性低血压，站立3min 内血压下降至少 30/15mmHg；b. 严重的尿潴留或尿失禁或勃起障碍；⑥发病3年内反复（>1次/年）摔倒；⑦发病10年内出现不成比例地颈部前倾或手足挛缩；⑧5年也不出现任何一种常见的非运动症状；⑨其他原因不能解释的锥体束征；⑩双侧对称性的帕金森综合征。

该患者有绝对排除标准②，向下的垂直性核上性凝视麻痹；支持标准符合①，既往对多巴胺能药物治疗有效应答，治疗后

笔记

UPDRS Ⅲ评分改善超过30%；④嗅觉减退；警示标准符合②，发病5年内出现严重的自主神经功能障碍尿失禁。综上患者存在绝对排除标准，帕金森病可除外。

2. 多系统萎缩

根据2008年发表在 *Neurology* 杂志的多系统萎缩诊断标准。

（1）很可能的 MSA：

①散发、进行性加重、成年发病（＞30岁），并且自主神经功能严重障碍表现为尿失禁（男性患者有勃起功能障碍）或者站立3min 内收缩压下降至少30mmHg 或舒张压下降至少15mmHg。

②伴左旋多巴不敏感性帕金森症状（运动迟缓伴肌强直，震颤或姿势不稳）或者小脑症状（共济失调步态伴小脑性构音障碍，肢体共济失调或小脑性动眼障碍）。

患者为散发病例、进行性加重、成年发病（＞30岁），并且自主神经功能严重障碍表现为尿失禁，但患者的帕金森症状（运动迟缓伴肌强直，震颤或姿势不稳）曾在病程早期对左旋多巴敏感。所以不符合很可能的 MSA 诊断。患者除自主神经受累外主要表现为帕金森综合征无明确小脑受累表现。我们继续来看可能的 MSA 诊断标准，本患者是否符合可能的 MSA－P 诊断。

（2）可能的 MSA：

①散发、进行性加重，成年发病（＞30岁），并且帕金森症状（运动迟缓伴肌强直、震颤或姿势不稳）或小脑症状（共济失调步态伴小脑性构音障碍，肢体共济失调或小脑性动眼障碍）。

②怀疑自主神经障碍的至少一项特征表现（不能用其他疾病解释的尿急，尿频，膀胱排空障碍。男性勃起障碍或站立3min 未达到很可能 MSA 水平的血压下降）。

（3）至少包括一项附加特征：

①可能 MSA - P 或 MSA - C：巴氏征阳性伴反射亢进，喘鸣。

②可能 MSA - P：快速恶化的帕金森症状；左旋多巴不敏感；运动症状发作 3 年内出现姿势不稳；共济失调步态，小脑性构音障碍、肢体共济失调或小脑性动眼障碍；运动症状发作 5 年内出现吞咽困难；MRI 表现壳核、小脑中脚、脑桥或小脑萎缩；FDG - PET 检查表现为壳核、脑干或小脑低代谢。

（4）不支持的特征：

典型的搓丸样静止震颤；临床上明显的周围神经疾病；发病年龄 >75 岁；共济失调或帕金森症状家族史；痴呆；怀疑为多发性硬化的白质病灶；非药源性幻觉。

患者可能的 MSA - P 支持条件中符合：左旋多巴不敏感（病程后期），运动症状发作 3 年内出现姿势不稳（反复向后跌倒）。不支持条件中符合：目前患者有认知功能障碍但尚未达痴呆标准。根据 2018 年 Neurology 发布的 MSA 诊断标准，患者目前符合可能的 MSA - P 型标准，但有几点疑问：①患者病程初期的帕金森综合征曾对左旋多巴敏感；②患者病程中反复向后跌倒，查体可见垂直方向凝视麻痹；③患者头 MRI 无 MSA 患者典型的壳核萎缩或小脑中脚、脑桥或小脑萎缩，反而有 PSP 患者典型的影像学特点：中脑背盖上缘平坦及蜂鸟征。综上考虑，患者更符合临床诊断的可能 PSP - P 型。

疾病介绍

进行性核上性麻痹

【概述】

进行性核上性麻痹是一种较为常见的非典型帕金森综合征，文献报道日本的患病率为 2/10 万～17/10 万，高于欧美的 3.1/10 万～6.5/10 万的患病率，而我国目前尚无确切的流行病学资料。PSP 的发病年龄一般为 50～70 岁，平均病程为 5～9 年。特征性的临床表现为垂直性核上性眼肌麻痹伴姿势不稳易跌倒。但近年来以病理诊断为基础的病例研究结果显示，PSP 的临床表现变异较大，其中典型 PSP（richardson's syndrome）约占 2/3，其他则早期以帕金森综合征、纯少动伴冻结步态、皮质基底节综合征、非流利性变异型原发性进行性失语、额颞叶功能障碍和小脑型共济失调等为主要临床表现，易被误诊为帕金森病（parkinson's disease，PD）及其他神经变性病：如多系统萎缩（multiple system atrophy，MSA）、皮质基底节变性（corticobasal degeneration，CBD）、额颞叶痴呆（frontotemporal dementia，FTD）等。

PSP 的诊断：仍以病理诊断为"金标准"，临床尚缺乏客观的生物学标志。主要病理特点为：胶质细胞和神经元均出现 tau 蛋白病变，神经细胞消失、神经元纤维缠结出现，颗粒空泡变性及神经胶质增生。主要病变部位位于：在苍白球内侧部、丘脑底核、中脑（红核、黑质、上丘）、楔状核、脑桥被盖、下橄榄核、小脑齿状核等、小脑上脚。首先累及部位为：齿状核、丘脑底核和黑质；其次累及运动皮层、纹状体、红核、桥核、下橄榄核和齿状核。

虽然典型 PSP 的临床表现具有较高的辨识度，随着研究深入发展，发现 PSP 的临床表现变异性很大。具体临床分型如下：

1. PSP 理查森型（PSP – Richardson's syndrome，PSP – RS）

1964 年 Steele、Richardson 及 Olszewski 首次对 PSP – RS 进行了病例特征的描述，又称 Richardson 综合征。其特征性的临床表现为垂直核上性眼肌麻痹、严重的姿势不稳伴早期跌倒、假性球麻痹、中轴性肌张力增高、对称性多巴抵抗的运动不能及认知功能障碍。其中核上性眼肌麻痹是最具有诊断价值的体征，早期表现为双眼垂直性追随动作迟缓，逐渐发展成为完全性垂直凝视麻痹。姿势不稳伴跌倒则更多见且常发生于病程 1 年内。但也有临床早期即出现垂直核上性眼肌麻痹，晚期甚至始终未出现姿势不稳者。PSP – RS 的认知功能以额叶功能障碍为主，表现为情感淡漠、轻度去抑制，以及执行功能减退，平均病程为 6 ~ 8 年。

2. PSP 帕金森综合征型（PSP – Parkinsonism，PSP – P）

PSP – P 型患者脑 tau 蛋白病理改变的分布范围及严重程度都不如 RS 型患者，临床早期（2 年内）很难与帕金森病鉴别，可以表现为非对称性或对称性起病、动作迟缓、肌强直甚至静止性震颤等，早期可以短暂的左旋多巴治疗有效，随访 6 年以上临床表现与 RS 型相似。Williams 等发现在 103 例经病理证实的 PSP 患者中，有 33 例（32%）为这一类型，之后的研究也证实其为 PSP 较常见的亚型之一，平均病程为 9 ~ 12 年。

3. PSP 纯少动伴冻结步态型（PSP – pure akinesia with gait freezing，PSP – PAGF）

PSP – PAGF 早期即出现起步蹒跚和冻结步态，但跌倒出现较晚，偶尔伴语音低下和"小写征"。其病程可超过 13 年，典型的 PSP 症状可能延迟至 9 年出现甚或缺如。

4. PSP 皮质基底节综合征型（PSP – corticobasal syndrome，PSP – CBS）

PSP – CBS 同时具有皮质和基底节受累的表现，多为不对称的肢体肌张力增高、动作迟缓、皮质感觉缺失、肌阵挛、观念运动性失用和异己肢现象，早期临床很难将其与 CBD 相鉴别，后期可以出现核上性凝视麻痹和跌倒，病理符合 PSP 诊断，病程与 RS 型相当。

5. PSP 非流利性变异型原发性进行性失语型（PSP – non – fluent variant primary progressive aphasia，PSP – nfvPPA）

PSP – nfvPPA 临床早期表现为自发性言语欠流利、言语音律障碍、错语、语法缺失及颊面部失用，后期可以出现典型 PSP 症状，病理上以前额叶萎缩为主，中脑萎缩不明显。

6. PSP 小脑共济失调型（PSP – cerebellar ataxia，PSP – C）

PSP – C 在日本较为多见，近期在美国亦有报道，以小脑性共济失调为首发及主要症状，与 MSA – C 相比其发病年龄更晚，更多出现跌倒和凝视麻痹，同时无自主神经异常表现。

7. PSP 行为变异型额颞叶痴呆（PSP – behavioral variant frontotemporal dementia，PSP – bvFTD）

在经尸检证实的 PSP 中，有 5% ~ 20% 以行为异常和认知功能障碍为主要临床表现，其与 FFD 很难鉴别，平均病程为 8 年。

参考文献

1. 中华医学会神经病学分会帕金森病及运动障碍学组，中国医师协会神经内科医师分会帕金森病及运动障碍专业. 中国进行性核上性麻痹临床诊断标准. 中华神经科杂志，2016，49（4）：272 – 276.

2. 中华医学会神经病学分会帕金森病及运动障碍学组，中国医师协会神经内科医师分会帕金森病及运动障碍专业. 中国帕金森病的诊断标准. 中华神经科杂志，2016，49（4）：268－271.

3. Gilman S, Wenning GK, Low PA, et al. Second consensus statement on the diagnosis of multiple system atrophy. Neurology, 2008, 71 (9): 670－676.

4. Armstrong MJ. Progressive Supranuclear Palsy: an Update. Curr Neurol Neurosci Rep, 2018, 18 (3): 12.

（满　雪）

病例 4
皮质基底节变性

病历摘要

患者男性，69岁。主因"右手动作笨拙、抖动3年，言语不清2年"收入院。

患者3年前无明显诱因开始出现右手动作笨拙，刷牙、洗脸、系纽扣等精细动作差，伴右手不自主抖动，静止或姿势时出现，情绪紧张时加重，睡眠消失，症状逐渐加重。2年前患者开始出现找词困难，能听懂他人言语，但表达困难，个别词字发音含糊，逐渐发展为说话不连贯，难以理解，语句缺乏逻辑性，错词、错句多，影响与他人交流，伴性格改变，否认记忆力减退、情绪改变，无大小便障碍，无跌倒。

既往史：否认慢性病史。吸烟史30年，20支/天，已戒20年，中度饮酒史 50 年，未戒。

【入院查体】

右侧卧位血压 131/65mmHg，心率 64 次/分，右侧立位血压 122/80mmHg，心率 67 次/分。心肺腹查体未见异常。神经系统查体：神志清楚，不完全性运动性失语，时间、地点、人物定向力尚可，记忆力尚可，理解力、计算力减退。双侧失用（运动性、观念性及结构性），右侧为著。颅神经检查未见异常。四肢肌容积正常，四肢肌力 5 级，四肢肌张力增高，双上肢呈齿轮样，双下肢呈铅管样。共济检查欠合作。右上肢可见静止性、姿势性震颤。行走时右上肢联带动作减少，后拉试验阴性。双侧针刺觉及音叉振动觉对称。四肢腱反射对称引出。双侧掌颌反射阳性，双巴氏征阴性。颈软，脑膜刺激征阴性。

【辅助检查】

血常规、尿常规、便常规 + 潜血、凝血象、抗链球菌溶血素 O 试验、红细胞沉降率、类风湿因子、糖化血红蛋白、蛋白电泳、血液系统等未见明显异常。

甲状腺功能：甲状腺素 60.97nmol/L，略低，余正常范围。

生化全项：钾 3.48mmol/L、钠 147mmol/L、氯 112mmol/L、钙 2.2mmol/L。复查正常。

胸部正位片：两肺纹理重；左肺尖小结节影：钙化灶？

腹部超声、泌尿系超声未见明显异常。

黑质超声：黑质强回声Ⅱ级。

震颤分析：右上肢姿势性震颤。频率 9.8Hz。左上肢和头部有细小姿势性抖动。

肛门括约肌肌电图：轻度神经源性受损，卫星电位 5% ，时

笔记

限 10.6ms。

头 MRI 平扫：脑内多发缺血脱髓鞘改变，双侧颞叶、额叶、顶叶不对称脑萎缩，左侧为著；双侧海马萎缩，内侧颞叶萎缩 3 级；脑室扩大，左侧为著；颅内大动脉未见明显异常（图 4 – 1）。

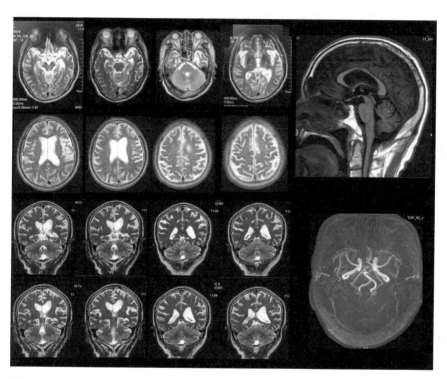

图 4 – 1　头 MRI 示：脑内多发缺血脱髓鞘改变，双侧颞叶、额叶、顶叶不对称脑萎缩，左侧为著；双侧海马萎缩，内侧颞叶萎缩 3 级；脑室扩大，左侧为著；颅内大动脉未见明显异常

语言评估：运动性失语。

心理测评：HAMD 抑郁 2 分，焦虑 2 分。

认知功能：MMSE 10 分，小学文化。MoCA 无法配合。

行多巴胺能药物测评：

美多芭 125mg 测评：

基线 UPDRS Ⅲ评分 47 分，右侧对指计数 0 次/分，左侧对指计数 0 次/分。

服药后 1 小时 UPDRS Ⅲ 评分 47 分，改善率 0，右侧对指计数 0 次 / 分，左侧对指计数 0 次 / 分。

服药后 2 小时 UPDRS Ⅲ 评分 47 分，改善率 0，右侧对指计数 0 次 / 分，左侧对指计数 0 次 / 分。

服药后 3 小时 UPDRS Ⅲ 评分 46 分，改善率 2%，右侧对指计数 0 次 / 分，左侧对指计数 0 次 / 分。

服药后 4 小时 UPDRS Ⅲ 评分 47 分，改善率 0，右侧对指计数 0 次 / 分，左侧对指计数 0 次 / 分。

【定位诊断】

1. 锥体外系（黑质 – 纹状体系统）

患者临床表现为右手活动笨拙，右侧肢体不自主抖动，查体可见运动迟缓、肌张力增高，右上肢可见静止性、姿势性震颤。行走时右上肢连带动作少。患者肢体肌力正常，上述症状和体征符合锥体外系受累表现，且患者以运动迟缓、震颤为主要表现，故定位于黑质 – 纹状体系统。

2. 大脑皮层

患者有言语不清表现，查体不完全性运动性失语，结合患者右利手，故定位于左侧优势半球语言中枢；患者病程中出现右手活动不灵活，无法进行精细动作，但肢体肌力无异常，查体显示有运动性失用及观念性失用，考虑左侧顶叶受累，故定位于左侧顶叶；患者病程中虽无记忆力减退等主诉，但查体显示粗测理解力、计算力减退，不能除外认知功能障碍；结合颅脑 MR 示广泛脑沟增宽及额颞叶萎缩，且左侧为著，故定位于大脑皮层。

【定性诊断】

皮质基底节变性（corticobasal degeneration，CBD）：

2013 年 CBD 诊断标准

（1）第一步综合征诊断（表4-1）

表4-1　综合征诊断

综合征	临床表现
很可能的皮质基底节综合征（CBS）	同时满足运动症状（a～c）中和皮层症状（d～f）中各2个非对称性表现：a）肢体僵硬或运动不能；b）肢体肌张力障碍；c）肢体肌阵挛；d）口颊部或肢体失用；e）皮层感觉缺失；f）异己肢
可能的皮质基底节综合征（CBS）	同时满足运动症状（a～c）中和皮层症状（d～f）中各1个临床表现，并且可以是对称性表现
额叶行为空间综合征（FBS）	满足下列表现中的两项：a）执行功能受损；b）行为或人格改变；c）视空间缺损
非流畅性或语法缺失变异性原发性进行性失语（NAV）	语法缺失＋下列表现中的一条：a）语法或句子理解障碍但单词理解相对保留；b）试探性的、扭曲的语言形成（言语失用）
进行性核上性麻痹综合征（PSPS）	符合下列其中三种表现：a）轴性或对称性的肢体僵硬或运动不能；b）姿势不稳或跌倒；c）尿失禁；d）行为改变；e）核上性垂直凝视麻痹或垂直扫视缓慢。

（2）第二步疾病诊断及分层（表4-2）

表4-2　疾病诊断及分层

	很可能的散发的 CBD 临床诊断标准	可能的 CBD 临床诊断标准
起病形式	隐匿起病，逐渐进展	隐匿起病，逐渐进展
症状最少持续时间	1 年	1 年
起病年龄	≥50 岁	没有要求
有阳性家族史（2 个或更多的亲属）	排除	允许

（续）

	很可能的散发的 CBD 临床诊断标准	可能的 CBD 临床诊断标准
可以允许的临床表型	1）很可能的 CBS；或 2）FBS 或 NAV + 至少有一项 CBS 的症状（a ~ f 中的一条）	1）可能的 CBS；或 2）FBS 或 NAV 或 PSPS + 至少有一项 CBS 的症状（b ~ f 中的一条）
存在影响 tau 蛋白的基因突变（如 MAPT）	排除	允许

（3）排除标准：

①存在路易体病的证据：典型的 4Hz 帕金森病相关的静止性诊断，持续并良好的左旋多巴反应，视幻觉。

②存在多系统萎缩的证据：自主神经功能受损或明显的小脑体征。

③存在肌萎缩侧索硬化的证据：同时存在上运动神经元和下运动神经元的体征。

④语义性或流利性原发性进行性失语。

⑤AD 的证据：实验室检查强有力的支持 AD 的证据，比如脑脊液 Aβ42/tau 蛋白比值降低，或者 C11 标记的匹兹堡复合物 B PET 阳性，或者 AD 相关的基因突变（比如早老素，淀粉样蛋白前体）（CBD 合并淀粉样变除外）。

患者老年男性，隐匿起病，逐渐进展，病程 > 1 年，主要表现为运动迟缓、失用、失语的症状和体征，另有可疑认知功能下降的体征，头核磁提示广泛大脑皮层萎缩，左侧额颞叶为著。根据 CBD 诊断标准，患者存在运动症状中的肢体僵硬，以及皮层症状中的失用、失语，符合可能的皮质基底节综合征（CBS）诊断。且患者病程 > 1 年，没有家族史，符合可能的 CBD，无 CBD 排除

笔记

标准中的表现。但患者无明显的肌张力障碍，无肌阵挛，无皮层感觉缺失的症状和体征，为不支持点。患者头部影像学有不对称皮层萎缩的表现，符合 CBD 的典型影像特点。需随诊及病理进一步明确诊断。

【鉴别诊断】

1. 进行性核上性麻痹（PSP）

患者表现为多巴反应性差的帕金森综合征，伴有执行功能障碍，需考虑 PSP 诊断。根据 PSP 诊断标准，患者无早期向后跌倒及垂直凝视麻痹，且存在明显的执行功能障碍、失用、失语，为不支持点。然而，需要注意的是，PSP 与 CBD 均为 tau 蛋白病，目前已发现，二者在病程早期可有几乎一致的表现。因此，在新版中国 PSP 临床诊断标准中，增加了 PSP – CBS 亚型。PSP – CBS 同时具备皮质和基底节受累的表现，多为不对称的肢体肌张力增高、运动迟缓、皮质感觉缺失、肌阵挛、观念运动性失用和异己肢现象，早期临床很难将其与 CBD 相鉴别，后期可以出现核上性麻痹和跌倒，病理符合 PSP 诊断，病程与经典型 PSP 相当。另外，病理确诊的 CBD 患者中 20%～40% 的患者可表现为经典型 PSP 综合征，出现垂直眼动障碍和姿势不稳、频繁向后跌倒。另一方面，病理确诊的 PSP 患者中仅有约 3% 的患者表现为皮质基底节综合征，提示 CBD 相对 PSP 中的阳性预测值较低，而阴性预测值较高。因此，从临床诊断上，当患者表现为 PSP 综合征伴有肌阵挛、肢体肌张力障碍、失用、皮质感觉缺失、异己肢现象时，需怀疑 CBD 的诊断；但是若无 CBD 较为特异的表现，临床高度怀疑 PSP 时，虽不能排除 CBD 的可能，但也不应过度强调，否则可能增加 CBD 诊断的假阳性。通俗来讲，就是在皮质基底节综合征的患者中诊断为 PSP，误

笔记

诊率相对较低；而在 PSP 患者中诊断为 CBD，误诊率明显较高。

2. 帕金森病（PD）

患者临床表现为不对称的帕金森综合征，存在单个肢体的静止性震颤，需与帕金森病鉴别。根据 2015 年 MDS 帕金森病诊断标准，患者存在排除标准中的"尽管病情严重程度属中等或以上，但对于高剂量的左旋多巴治疗反应不明显"，以及"明确的皮层敏感性减退（如皮肤书写觉，具有完整初级感觉形式的实体觉），失用症或进行性失语症"。因此，该患者不符合帕金森病诊断。

3. 额颞叶痴呆（FTD）

额颞叶痴呆可表现为原发性非流利性失语和语义性痴呆。前者表现为语言表达障碍，对话能力下降，语言减少，找词困难，语音和语法错误。该患者存在非流利性失语表现，须与额颞叶痴呆鉴别。从病理角度讲，CBD、FTD 与 PSP 均为 tau 蛋白病，表型上存在重叠。该患者存在非流利性失语，符合综合征诊断中的语法缺失+试探性的、扭曲的语言形成（言语失用），但该患者非对称的帕金森综合征以及失用症状亦较为突出，单纯额颞叶痴呆不能概括该患者的所有表现；此外，患者头 MRI 额颞叶萎缩相较全脑萎缩并不突出，而以非对称性萎缩为主要表现，不支持 FTD 诊断。

【治疗过程】

CBD 目前无特异性治疗，以对症治疗为主。给予小剂量美多芭 62.5mg，3 次/日。金刚烷胺 50mg，2 次/日。安理申 5mg，1 次/日。自觉症状稍有好转。嘱避免长期卧床，适当活动，保持心情愉悦，避免疲劳、情绪紧张等因素；注意避免跌倒、走失等意外。可试用丁苯酞、维生素 E、辅酶 Q10 治疗。

讨论与分析

【病例特点】

（1）老年男性，隐匿起病，慢性进展性病程。

（2）以右手动作笨拙、右手不自主抖动为主要运动症状，存在失语、性格改变高级皮层受累症状。

（3）体检示：不完全性运动性失语，理解力、计算力减退。双侧失用（运动性、观念性及结构性），右侧为著。四肢肌张力增高，右上肢可见静止性、姿势性震颤。行走时右上肢联带动作减少，双侧掌颌反射阳性。

（4）多巴胺能药物测评提示 UPDRS Ⅲ 基线分 47 分，125mg 美多芭最佳改善率 2%。

（5）头 MRI 提示：非对称性脑萎缩。

【诊疗思路】

1. 皮质基底节变性的症状学

CBD 最早的症状学描述可追溯至 1925 年，Jean L'Hermitte 及其同事描述了一位 72 岁的木匠，表现为一侧肢体活动笨拙、僵硬，观念运动性失用，异常固定的姿势，肌阵挛，异己肢现象和皮质感觉缺失。1968 年 Rebeiz JJ 报道了 3 例伴有帕金森综合征、肌阵挛、垂直性核上性眼肌麻痹及失用等症状的患者，在病理中发现其"皮质基底节变性伴随神经元色素缺失"。上述症状也是目前所认知 CBD 的主要运动症状与皮层症状，疾病名称也随之确定。随着对疾病认识的加深，CBD 的症状学得到了一定程度的扩展和加深，主要可分为运动症状与皮层症状（表 4-3 和表 4-4）。

表4-3 CBD的运动症状及出现率

运动症状	就诊时出现率	病程中出现率
肢体强直	57%	85%
运动迟缓或肢体活动笨拙	48%	76%
姿势不稳	41%	78%
跌倒	36%	75%
步态异常	33%	73%
轴性肌强直	27%	69%
震颤	20%	39%
肢体肌张力障碍	20%	38%
肌阵挛	15%	27%

注：上表包括文献总结内容，部分运动症状可能存在误判和重叠，如节律性肌阵挛可能被误认为震颤。

表4-4 CBD高级皮层受累症状及出现率

高级皮层受累症状	就诊时出现率	病程中出现率
一般认知功能减退	52%	70%
行为改变	46%	55%
肢体失用	45%	57%
失语	40%	52%
抑郁	26%	51%
皮层感觉丧失	25%	27%
异己肢	22%	30%

从诊断标准和诊断标准的演变来看，CBD主要包括三大运动主征和三大皮层主征。三大运动主征包括帕金森综合征、肢体肌张力障碍、肌阵挛。其中帕金森综合征主要以运动迟缓和肌强直为主，多数患者单侧起病，症状呈不对称性，部分患者帕金森综合征对左旋多巴有部分疗效，但缺乏显著及持久的疗效。三大皮层主征，包括失用、异己肢现象（alien limb phenomena）和皮层感觉丧失。失

用主要可分为观念性失用、观念运动性失用、运动性失用、结构失用、穿衣失用（表4-5），CBD患者的失用主要表现为观念运动性失用，也可表现为肢体运动性失用，部分患者还可出现语言失用，后者需与非流利性失语鉴别。

表4-5　失用的分类

分类	表现
观念性失用	对复杂精细动作失去了正确的概念，导致患者不能把一组复杂的精细动作按照逻辑次序分解组合，使得各个动作的前后顺序混乱，目的错误，无法完成整套动作。患者模仿动作一般无障碍
观念运动性失用	病变多位于优势半球顶叶。是在自然状态下，患者可完成相关动作，可以口述相关动作的过程，但不能按照指令去完成这类动作
肢体运动性失用	病变多位于双侧或对侧皮质运动区。主要表现为肢体，通常是上肢远端，失去执行精细熟练动作的能力，自发动作、执行口令和模仿均受到影响
结构性失用	病变多位于非优势半球顶叶或顶枕联合区。是指对空间分布和动作概念化的障碍。表现为患者绘制或制作包含有空间位置关系的图像或模型有困难，不能将物体的各个成分连贯成一个整体
穿衣失用	病变位于非优势半球顶叶。是指丧失了习惯而熟悉的穿衣操作能力。穿衣时上下颠倒，正反及前后跌倒，扣错纽扣，将双下肢穿入同一条裤腿等

CBD患者还可表现失语，主要是非流利性失语，非流利性失语综合征也是CBD诊断中的表现之一。非流利性失语主要表现为口语表达障碍，自发言语为非流利性、电报样，对话能力下降，语言减少，找词困难，语音和语法错误，只能讲数个简单单词，且用词不当；口语理解相对保留。复述、命名、阅读、书写也有不同程度受累，晚期可进展为完全不语、缄默状态。

其他表现还包括锥体束征，眼动障碍（包括水平扫视缓慢，扫

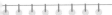

视迟疑，追踪障碍，垂直眼球活动障碍等），类似 PSP 的不自主后仰、频繁向后跌倒。

在 210 例脑库病理活检确诊 CBD 的病例中，37.1% 表现为皮质基底节综合征，23.3% 表现为 PSP 经典型，13.8% 诊断为额颞叶痴呆，8.1% 诊断为 AD 样痴呆，4.8% 诊断为失语（原发性进行性失语或进行性非流利性失语），3.8% 诊断为帕金森病，2 例患者诊断为路易体痴呆，少数患者未确诊或归为其他诊断。因此，新指南将 CBD 分为 4 种临床综合征：皮质基底节综合征、额叶行为综合征、非流利型原发性进行性失语以及 PSP 综合征。另有文献报道，42% 的病例确诊的 CBD 表现为 PSP，较指南中的数据更高。

2. CBD 的影像学表现

既往结构影像研究中，大多数患者可发现异常，主要是非对称性顶叶萎缩，萎缩严重的对侧症状较重。非对称性萎缩有助于鉴别 CBD 与 PSP、FTD。此外，CBD 还可表现为大脑脚、中脑顶盖萎缩，类似 PSP 影像学表现。本例患者存在非对称性皮层萎缩，前颞叶与后顶叶为著，伴有侧脑室不对称的扩大，符合 CBD 影像特点（图 4 - 1）。该患者中脑萎缩不明显，临床上也未出现中脑顶盖症状（眼动障碍）。

分子影像检查 DAT - PET/SPECT 可显示非对称性 DAT 摄取下降，但不能鉴别 CBD 与 PD。FDG - PET 提示非对称性尾状核、壳核、皮层代谢下降，其中皮层代谢下降以前颞叶和后顶叶为著（图 4 - 2）。

随着神经影像技术的进步，目前有研究采用皮层厚度、脑网络等指标观察 CBD 影像学特点，但尚无确切的神经影像特征。

总之，CBD 临床表现存在异质性，与多种神经变性疾病临床表现存在重叠，尤其是 FTD、PSP，尽管临床诊断标准增加了对亚型

笔记

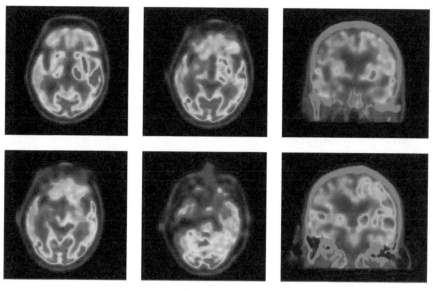

图4-2　CBD葡萄糖代谢特点：FDG-PET提示右侧基底节、丘脑、皮层（额叶、颞叶、顶叶）低代谢

的认识，诊断上有一定程度上的进步，但其诊断准确性仍旧不高。一项研究对2013年CBD诊断标准进行验证时发现，19例病理确诊的CBD患者，9例（47%）在就诊时符合诊断标准，13例（68%）在病程中符合诊断标准。但在有皮质基底节综合征表现的非CBD病理患者中，14/14（100%）均符合可能或很可能的CBD，说明目前的诊断标准敏感性高，但特异性较差，假阳性率较高。CBD临床诊断的准确性不足50%，亟待生物标志物、影像学标志物协助诊断。

参考文献

1. Armstrong MJ, Litvan I, Lang AE, et al. Criteria for the diagnosis of corticobasal degeneration. Neurology, 2013, 80 (5): 496-503.

2. 中华医学会神经病学分会帕金森病及运动障碍学组，中国医师协会神经内科医师分会帕金森病及运动障碍专业. 中国进行性核上性麻痹临床诊断标准. 中华神经科杂志，2016，49 (4): 272-276.

3. 贾建平，陈生弟. 神经病学. 7 版. 北京：人民卫生出版社，2013.

4. Ling H，O'Sullivan SS，Holton JL, et al. Doescorticobasal degeneration exist? A clinicopathological re – evaluation. Brain, 2010, 133（Pt 7）：2045 – 2057.

5. Alexander SK，Rittman T，Xuereb JH, et al. Validation of the new consensus criteria for the diagnosis of corticobasal degeneration. J Neurol Neurosurg Psychiatry, 2014，85（8）：925 – 929.

（陈慧敏）

病例 5
肝豆状核变性

病历摘要

患者男性，33岁。主因"手部抖动4年，言语费力3年，行走姿势异常1年"收入院。

患者4年前出现左手不自主抖动，表现为运动时出现，紧张时加重，静止时消失，不伴有头部抖动。3年前出现右手不自主抖动，伴有双下肢紧张时抖动，并伴有言语费力，讲话变慢。1年前出现走路姿势异常，躯干前倾，左右摇摆，步基增宽。无跌倒及摔伤，无便秘、小便失禁、嗅觉减退、抑郁情绪，睡眠中否认肢体乱动及大喊大叫等异常行为，无记忆力减退、幻觉等精神症状，无饮水呛咳、吞咽困难。

笔记

既往史：乙型肝炎病史 20 年，自述已愈。左前臂骨折 30 年，已愈。自幼高铜饮食。否认吸烟饮酒史。

家族史：否认类似家族病史。

【入院查体】

右侧卧位血压 125/75mmHg，心率 72 次/分，右侧立位血压 128/80mmHg，心率 75 次/分。心肺腹查体未见异常。神经系统查体：神志清楚，轻度构音障碍，高级皮层功能粗测正常。双侧瞳孔等大正圆，直径 3.0mm，双侧瞳孔直接及间接对光反射灵敏，双眼可见 K-F 环（图 5-1），眼球各向运动充分，双眼水平及垂直眼震，双侧面部针刺觉对称，双侧角膜反射正常引出，双侧咀嚼对称有力。双侧额纹、面纹对称，闭目及示齿有力。双耳粗测听力可，Weber 居中，Rinne 试验双侧气导 > 骨导，双侧软腭上抬有力，双侧咽反射存在，双侧转颈耸肩有力，伸舌居中。四肢肌容积正常，四肢肌力 5 级，四肢肌张力正常。双侧指鼻、跟膝胫试验欠稳准，轮替试验缓慢，Romberg 征阴性。四肢可见姿势性震颤。行走时躯干前倾，步基增宽，直线行走不能，后拉试验阴性。四肢腱反射对称减弱。双侧深浅感觉检查正常。双侧掌颌反射、Hoffmann 征阴性，双侧巴氏征阴性。颈软，脑膜刺激征阴性。

【辅助检查】

MMSE 30，MoCA 27（大学学历）。

HAMD 2，HAMA 6，无明显焦虑抑郁情绪。

血常规：WBC 2.37×10^9/L [$(4.0 \sim 10.0) \times 10^9$/L]、PLT 54 $\times 10^9$/L [$(100 \sim 300) \times 10^9$/L]（追问病史，患者 3 年前体检即发现血小板低，未诊治）。

生化：ALT 29.9U/L（0~40U/L）、AST 17.9U/L（0~40U/L）、GGT 78.5U/L（10~60U/L），IBIL 12.4μmol/L（0.1~12.0μmol/L）、K 3.4mmol/L（3.5~5.5mmol/L）。

血清同型半胱氨酸：24.3μmol/L（0~15mmol/L）。

血清铜蓝蛋白：0.040g/L（0.2~0.6g/L）。

24小时尿铜 2729.3μg（15~30μg）（服用青霉胺后1个月）。

肿瘤标志物：甲胎蛋白、癌胚抗原、糖链抗原242、总前列腺特异抗原、细胞角蛋白19片段无异常。

甲状腺功能、甲状腺抗体、凝血功能无异常。

头MRI：脑室系统扩大，脑干及小脑萎缩（图5-2）。

黑质超声：Ⅲ级，单侧黑质强回声面积左侧0.35cm²，右侧0.2cm²。

腹部B超：肝脏弥漫性病变，肝多发实性占位，建议增强影像进一步检查，门静脉增宽，脾大，腹腔少量积液（图5-3）。

患者因造影剂过敏未行腹部增强CT检查。

腹部增强B超：肝多发实性结节，考虑肝硬化增生结节（图5-4）。

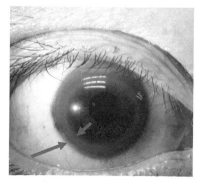

图5-1　K-F环阳性（K-F环位于角膜与巩膜的交界处，图中两个红色箭头之间）

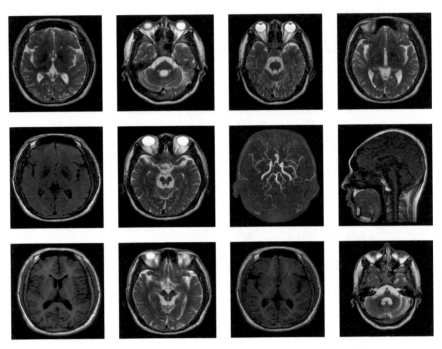

图 5-2　头 MRI 示：脑室系统扩大，脑裂沟增宽加深，以小脑和脑干为著，桥前池增宽。脑实质内未见异常信号影，中线结构居中，头皮软组织无肿胀。右侧大脑中动脉纤细

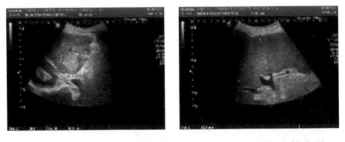

图 5-3　腹部 B 超：肝脏弥漫性病变，肝多发实性占位

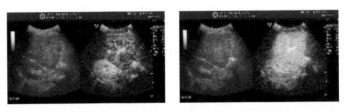

图 5-4　腹部增强 B 超：肝多发实性结节，考虑肝硬化增生结节

笔记

【定位诊断】

1. 锥体外系

患者临床表现为双手不自主抖动，步态姿势异常，查体可见姿势性震颤，行走时身体前倾，结合患者四肢肌力正常，考虑上述症状和体征符合锥体外系受累表现，故定位。

2. 小脑及其联络纤维

患者走路步基增宽，查体可见双侧指鼻、跟膝胫试验欠稳准，轮替试验缓慢，直线行走不能，头MRI显示小脑萎缩，故定位于小脑及其联络纤维。

【定性诊断】

肝豆状核变性

诊断依据：患者青年男性，隐匿起病，慢性进展性病程，有锥体外系症状和体征，同时查体发现小脑共济失调体征。神经系统查体可见双眼K-F环，血清铜蓝蛋白明显减低，腹部超声提示肝弥漫性病变，有肝硬化结节，头核磁可见小脑脑干萎缩。结合肝豆状核变性的诊断标准，患者目前可诊断为肝豆状核变性。

【治疗过程】

本例患者同时存在神经系统表现和肝功异常，给予患者饭后1小时口服硫酸锌片，50mg/次，每日3次；饭前1小时口服青霉胺片，125mg/次，每日2次；苯海索片1mg，每日2次口服；同时低铜饮食，口服保肝药物、升白细胞药物，定期监测24小时尿铜及生化指标，调整药物方案。同时建议患者消化内科就诊，进一步诊治肝弥漫性病变和肝硬化。

讨论与分析

【病例特点】

（1）青年男性，隐匿起病，慢性进展性病程。

（2）以手部抖动，言语费力，步态不稳为主要表现。

（3）查体示：双眼 K - F 环阳性，四肢姿势性震颤，双侧指鼻、跟膝胫试验欠稳准，轮替试验缓慢。

（4）头 MRI：脑干、小脑萎缩。

（5）腹部 B 超提示肝硬化。

（6）血清铜蓝蛋白：0.040g/L $[(0.2 \sim 0.6)g/L]$。

【诊疗思路】

肝豆状核变性的鉴别诊断：本例患者临床表现为青年起病的锥体外系综合征，以震颤为主要表现，隐匿起病，缓慢进展，需与青年锥体外系综合征或与肝豆状核变性有同样生化异常的其他疾病鉴别。

1. 青年型帕金森病

该病单侧起病，震颤表现为静止性震颤，对左旋多巴类药物有效，可出现与左旋多巴药物相关的异动，诊断符合 2015 年国际运动障碍协会帕金森病的诊断标准，帕金森病相关基因可能阳性。本例患者主要表现为姿势性震颤和动作性震颤，无静止性震颤，查体无肌张力增高，存在小脑性共济失调的体征和影像学改变，而小脑性共济失调是帕金森病临床诊断标准中的一条绝对排除标准，故该患者不符合帕金森病的诊断。同时该患者有 K - F 环，肝功能损害，血清铜蓝蛋白降低，上述检查结果符合肝豆状核变性的诊断，故目前排除该诊断。

2. 良性特发性震颤

该病病程长，发展缓慢。表现为上肢远端姿势性或动作性震颤，可伴有头部、口面部或声音震颤，部分患者可有家族史，头部影像学未见明显异常。本例患者存在姿势性震颤，但是同时存在小脑共济失调等表现，影像学可见小脑和脑干萎缩，故排除该诊断。

3. 棘红细胞增多症

多为常染色体隐性遗传，临床表现复杂多样，缓慢出现、不规律及多种形式的舞蹈样动作，口面部肌张力障碍。可伴有认知障碍、人格改变、癫痫发作等表现，光镜下外周血不规则棘红细胞 > 3%，相关基因检测阳性。本例患者主要表现为姿势性震颤及小脑共济失调，但无口面部的肌张力障碍，肢体无舞蹈样动作，同时有 K－F 环，肝功能损害表现，故排除该诊断。

4. 多系统萎缩

多于中年起病，可存在锥体外系、自主神经功能、小脑、锥体束征等受累表现，且早期严重的自主神经功能受累是该病诊断的主要依据。头部影像学可见脑桥、小脑萎缩，脑桥"十"字征，桥臂高信号，壳核萎缩，壳核外裂隙征等。本例患者存在锥体外系和小脑受累表现，影像学有脑桥、小脑萎缩，此为支持点。但患者无自主神经受累表现，同时有 K－F 环，肝功能损害表现，故排除该诊断。

5. Fahr 病

中青年多见，临床表现取决于受损部位，可以运动障碍和认知精神障碍为主要症状，也可以行为异常和精神心理异常起病。头CT 可见基底节、丘脑、小脑齿状核钙化，脑萎缩，疾病相关基因阳性。本例患者存在青年起病，同时存在运动障碍，但是影像学无上述特异性改变，故排除该诊断。

6. 低血清铜蓝蛋白血症 - 相关运动障碍

有部分患者表现为血清铜蓝蛋白降低，临床表现为帕金森综合征、震颤、肌张力障碍、共济失调和抽动障碍，这些患者无 K - F 环，无肝豆状核变性相关基因突变。目前尚不清楚该病与肝豆状核变性是否属同一疾病。

疾病介绍

肝豆状核变性

【概述】

肝豆状核变性亦称 Wilson 病（WD），是一种常染色体隐性遗传铜代谢障碍性疾病，主要发病对象为儿童及青少年。致病基因为 *ATP7B*，其突变导致 ATP 酶功能减弱或丧失，使血清铜蓝蛋白合成减少以及胆道排铜障碍，导致蓄积于体内的铜离子在肝、脑、肾、角膜等处沉积，引起相应的临床表现，包括神经精神症状、肝生化异常、角膜 Kayser - Fleischer（K - F）环、肾损害、溶血性贫血、骨骼肌肉损害等表现。

【遗传学】

WD 是常染色体隐性遗传病，致病基因定位于第 13 号染色体长臂 1 区 4 带 3 亚分带。WD 基因编码 P 型铜转运 ATP 酶（*ATP7B*）。目前已发现超过 300 种致病性基因突变，*ATP7B* 通过其巨大的 N 末端功能区与铜离子结合并参与肝细胞内铜转运过程。WD 患者肠道摄取铜功能以及铜运输至肝细胞均与正常人无异。铜在 *ATP7B* 的作用下通过两种途径被分泌到肝细胞外，其一是在高尔基体与铜蓝蛋白结合形成铜 - 铜蓝蛋白复合物后进入血液循环；其二是经胆汁分泌到体外。WD 患者由于 *ATP7B* 的突变同时影响了以上两种条途径，导致铜在肝细胞内聚集并最终引起过量的游离铜进入血液循环中，从而导致多系统的铜毒性损害。

随着技术的进步，目前基因检测在 WD 诊断方面扮演着越来越重要的角色。最新研究表明，如对整个 *ATP7B* 基因编码区和相邻剪切位点进行测序，98% 临床证实的 WD 患者可以检测到两个致病的 *ATP7B* 基因突变。目前也有报道同一家系两代或两代以上 WD 表现的假显性遗传的病例，因此不能因为家族史中出现常染色体显性遗传基因缺陷而排除 WD 的诊断。

【临床表现】

WD 多在 11～25 岁发病，也有早于 4 岁或 50 岁以后的病例报道。40% WD 患者以神经系统为首发症状，另外约 40% 患者首发表现为肝病，约 15% 患者以精神症状为首发表现。WD 患者神经症状通常出现在 10～20 岁时，症状包括：帕金森样少动 - 强直综合征；全身肌张力障碍综合征；姿势性或意向性震颤伴共济失调、蹒跚步态和构音障碍。震颤可能较轻微，其典型表现多为缓慢、大幅度震颤，多累及肢体近端，当手臂上抬，双手置于近鼻位置时可出现"扑翼样"震颤。构音障碍及手笨拙常见，构音障碍表现为语速快、语音低、语音含糊。步态异常较为少见。面部的特征性表现为露齿伴流涎的傻笑面容，早期常表现假性延髓损害的特点。如眼球有运动障碍，可见慢速扫视活动及偶有眼肌麻痹。尽管部分 WD 患者出现锥体束征，但少见瘫痪症状。患者认知障碍常见，甚至可达到痴呆，工作学习能力下降常常是 WD 患者的最早表现。

大多数以神经症状为主诉的 WD 患者早于或同时有肝病病史，如急性肝炎病史、慢性活动性肝炎、门脉高压、无症状性肝脾肿大等。不明原因的溶血性贫血、血尿、蛋白尿、肾小管功能异常、骨

笔记

质疏松等骨关节异常也存在于 WD 患者。如未经治疗，WD 患者往往进展为严重的肝病并发症或重度的神经系统损害，多在数年内死亡。

大部分 WD 患者血清铜蓝蛋白水平降低，但5% WD 患者血清铜蓝蛋白水平为正常。WD 基因携带者、严重肝损害等因素也可使铜蓝蛋白水平降低。妊娠和雌激素可造成铜蓝蛋白水平增高。大多数 WD 患者血清铜含量降低，并且尿铜排泄增加。几乎所有的脑型 WD 患者在裂隙灯下都可见到角膜后弹力层的 K－F 环，可见角膜边缘棕黄色铜沉积，在角膜上下缘处最明显。少数脑型 WD 患者无 K－F 环，或仅单眼出现 K－F 环。肝型 WD 患者并不都出现 K－F 环，需要注意 K－F 环并非 WD 特有，在其他肝脏疾病中也可出现。

CT 和 MRI 常可发现 WD 患者脑部基底节损害病灶，且经治疗后可逆转。MRI 可见尾状核和壳核 T2 加权像高信号，黑质致密层、中脑导水管周围灰质、脑桥背盖部及丘脑也可见类似信号改变，最明显的是壳核部位呈双侧对称的同心层状 T2 像高信号。中脑除了红核、黑质外侧面以外所出现的高信号改变形成"大熊猫脸"征。部分患者出现脑桥中央溶解样改变，该征象经治疗后可改善。DWI 在 WD 诊断也有一定意义。

【诊断】

WD 的诊断需结合患者的临床表现（尤其是肝脏和神经精神症状）、角膜 K－F 环、血清铜蓝蛋白及血清铜和 24 小时尿铜等指标进行综合判断。一般情况下，存在 K－F 环和血清铜蓝蛋白 <0.1g/L 即可确立 WD 的诊断。但是 K－F 环阴性不能除外 WD，K－F 环仅仅是 WD 特征性的表现而非特异性表现，偶尔 K－F 环可出现在其他肝脏疾病，如原发性胆汁性肝硬化。不同临床表型患者 K－F 环阳性率差别较大：神经型患者可以高达95％，成人肝型患者则为

44%~62%，儿童肝型患者通常难以发现 K－F 环。血清铜蓝蛋白在其他情况下也可以降低，如晚期肝脏疾病引起的肝功不全。24 小时尿铜的检测有助于疾病的诊断及治疗的监测，在未经治疗的患者，24 小时尿铜可反映非铜蓝蛋白结合的铜的含量，而24h 准确的尿量及肌酐的排泄对准确评估 24 小时尿铜非常重要。欧洲指南建议将评分系统应用于 WD 的诊断（表 5－1），其方法是按诊断指标的异常程度赋予分数，将各指标的分数相加，得到总的积分。根据积分的多少，判断 WD 可能性的大小：积分≥4，确定诊断；积分=3 分，需进一步检查或观察；积分≤2 分，可排除诊断。WD 家族筛查也很重要，有必要检测症状前 WD，包括患者的兄弟姐妹及父母，筛查的内容应至少包括眼科 K－F 环检查，以及血清铜及铜蓝蛋白浓度检测。

表 5－1　肝豆状核变性欧洲指南评分系统

常规指标		其它检查	
K－F 环		肝铜含量（不存在胆汁淤积）	
有	2	>5 倍上限（>4μmol/g）	2
无	0	0.8~4.0μmol/g	1
神经系统症状		正常（<0.8μmol/g）	-1
重度	2	罗丹宁阳性颗粒	1
轻度	1	尿铜（无急性肝炎者）	
无	0	正常	0
血清铜蓝蛋白		1~2 倍上限	1
正常（>0.2g/L）	0	>2 倍上限	2
0.1~0.2g/L	1	正常，但使用青霉胺后 >5 倍上限	2
<0.1g/L	2	突变分析	
Coombs 阴性溶血性贫血		在两条染色体上检测到	4
存在	1	在一个染色体上监测到	1
不存在	0	没有检测到突变	0

【治疗】

WD 的治疗原则是尽早治疗，终身治疗，定期随访。治疗方案包括低铜饮食，驱铜药物治疗，对症治疗及肝移植治疗。其中药物治疗是主要措施，不同药物的适应证、不良反应及治疗人群有所不同，临床实践中应根据患者的临床特点选择药物，制定特定的治疗策略。

1. 青霉胺

国内外指南均推荐青霉胺作为一线治疗用药。建议小剂量逐步加量给药以提高患者对青霉胺的耐受性。肝病为主要表现的患者多在用药后 2~6 个月肝功能改善。维持治疗 1 年以上，病情趋于稳定。一般用肝功能及 24 小时尿铜监测疗效，肝生化改善、尿铜维持于 200~500μg/24h，考虑病情稳定可减量或间歇用药。推荐餐前 1 小时或餐后 2 小时口服，避免食物对药物吸收的影响，维持剂量为 15mg/（kg·d）。根据 24 小时尿铜可动态监测青霉胺的疗效。长时间停药的患者，快速恢复使用青霉胺可能会诱发或加重神经系统症状。国内外指南指出因青霉胺会干扰维生素 B_6 的活性，因此使用期间需常规补充维生素 B_6。青霉胺的不良反应较多，约 30% 的患者因严重不良反应而最终停药。过敏反应主要发生在用药的第 1~3 周，表现为发热、皮疹、淋巴结肿大，外周血中性粒细胞和血小板减少以及蛋白尿。迟发的不良反应包括中毒性肾损害（通常表现为蛋白尿或尿中出现红细胞和白细胞）、红斑狼疮样综合征、肺出血肾炎综合征以及皮肤毒性反应，出现以上情况需立即停用青霉胺。

2. 锌剂

锌剂的特点为毒性低、不良反应少，但是起效慢。因此，国内外指南推荐锌剂作为神经型患者或者无症状患者的一线治疗以及普通患者的维持治疗。锌剂诱导肝细胞产生金属硫蛋白，可与过剩且产生毒性的铜结合，从而减轻肝细胞损伤。同时锌剂可诱导肠上皮细胞产生一种内生性金属离子螯合剂，与锌剂相比，此螯合剂和铜具有更强的亲和性，因此优先与肠上皮细胞内的铜结合，从而抑制铜被吸收入门脉系统，而随肠上皮细胞脱落并进入肠腔而通过粪便代谢。锌剂与其他螯合剂联合应用是否能提高疗效尚不清楚，但为避免抵消锌剂作用，应与螯合剂在不同时间给药。应用锌剂治疗可通过临床症状和生化学改善以及检测24小时尿铜代谢量来监测疗效。长期持续治疗期间，尿铜排泄量应 $< 1.6 \mu mol/24h$。锌剂的不良反应少见，最常见的为胃肠道反应。锌剂可能具有免疫抑制作用，并具有诱导白细胞趋化作用，使用期间应注意监测血常规水平。

3. 曲恩汀

曲恩汀是一种螯合剂，作用与青霉胺相似，可促进尿铜排泄。曲恩汀可用于不能耐受青霉胺的肝豆状核变性患者，也可作为初治时即存在失代偿期肝硬化患者的首选治疗药物。曲恩汀同时也是铁螯合剂，故应避免与铁剂联合给药，以免产生具有毒性的复合物。可通过检测24小时尿铜排泄量及非铜蓝蛋白结合形式的铜含量来监测曲恩汀的疗效。

4. 四硫钼酸铵

四硫钼酸铵是很强的驱铜剂，可与血清铜结合、抑制胃肠道中铜离子的吸收、阻止组织细胞对循环中铜的摄取。四硫钼酸铵可直接减少或逆转分泌型金属酶的铜释放，小剂量可解离与金属硫蛋白结合的铜，高剂量四硫钼酸铵则可促进不可溶性铜复合物形成并沉积于肝脏。四硫钼酸铵是一种试验性药物，临床应用经验有限。同时四硫钼酸铵可能存在骨髓抑制、肝毒性等不良反应。此外由于一过性移除体内大量铜，可能引起神经系统功能障碍。

5. 中药治疗

大黄、黄连、姜黄、金钱草、泽泻、三七等，单独使用效果不满意，需中西医结合。

6. 对症治疗

对于出现震颤的患者，可选用苯海索、氯硝西泮等；肌张力障碍可选用苯海索，局灶性肌张力障碍造成肢体畸形的可局部注射 A 型肉毒素；帕金森综合征表现的患者可选用复方左旋多巴制剂、多巴胺受体激动剂等；出现扭转痉挛的患者可使用苯二氮卓类、巴氯芬、乙哌立松等药物；舞蹈或徐动症的患者可使用苯二氮卓类药物，无肌张力增高者可使用少量氟哌啶醇；出现精神症状的可使用奋乃静、利培酮、氯氮平、奥氮平等；肝功能异常的可使用保肝药物；白细胞及血小板减少的患者可使用升白细胞药，不能纠正者可减停青霉胺，或进行脾切除。

7. 肝移植

WD 导致的急性肝衰竭或失代偿期肝硬化多需要进行肝移植。由于生物化学异常主要存在于肝脏，因此原位肝移植能够解决根本问题。Schilsky 等在研究中发现，原位肝移植后中位生存时间为 2.5 年，最长生存时间为 20 年。通过肝移植治疗的 WD 患者 1 年生存率为 79%，其中 5 例患者出现非致命性并发症。WD 患者肝移植的适应证：①急性肝衰竭作为 WD 的首要表现或停止驱铜治疗后发生急性肝衰竭的患者；②慢性肝病进展为肝硬化且对螯合剂治疗无效的患者，或没有及时驱铜治疗的失代偿期肝硬化患者。而对神经系统症状恶化进展的 WD 患者如药物治疗无效能否行肝移植治疗，目前学术界仍存在争论。

8. 饮食治疗

避免进食含铜量高的食物，包括豆类、坚果类、薯类、菠菜、茄子、南瓜、蕈类、菌藻类、干菜类、干果类、软体动物、贝类、螺类、虾蟹类、动物的肝和血、巧克力、可可等，某些中药如龙骨、牡蛎、蜈蚣、全蝎等。尽量少食含铜量较高的食物，包括小米、荞麦面、糙米等。可食用适宜的低铜食物，包括精白米、精面、新鲜青菜、苹果、桃子、梨、鱼类、猪牛肉、鸡鸭鹅肉、牛奶等，可高氨基酸或高蛋白饮食。勿用铜制的食具及用具。

【预后】

早诊断、早治疗、终生治疗，一般较少影响生活质量和生存期。晚期治疗基本无效，少数病情进展迅速或未治疗就出现严重肝脏和神经系统损害者预后不良，致残甚至死亡。

参考文献

1. Lirong J, Jianjun J, Hua Z, et al. Hypoceruloplasminemia – related movement disorder without Kayser – Fleischer rings is different from Wilson disease and not involved in ATP7B mutation. Eur J Neurol, 2009, 16 (10)：1130 – 1137.

2. Coffey AJ, Durkie M, Hague S, et al. A genetic study of Wilson's disease in the United Kingdom. Brain, 2013, 136 (Pt 5)：1476 – 1487.

3. Dufernez F, Lachaux A, Chappuis P, et al. Wilson disease in offspring of affected patients：report of four French families. Clin Res Hepatol Gastroenterol, 2013, 37 (3)：240 – 245.

4. Giagheddu M, Tamburini G, Piga M, et al. Comparison of MRI, EEG, EPs and ECD – SPECT in Wilson's disease. Acta Neurol Scand, 2001, 103 (2)：71 – 81.

5. Pandey K, Sinha PK, Das VN, et al. Wilson disease with visceral leishmaniasis：an

91

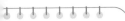

extremely uncommon presentation. Am J Trop Med Hyg, 2007, 77 (3): 560 – 561.

6. Favrole P, Chabriat H, Guichard JP, et al. Clinical correlates of cerebral water diffusion in Wilson disease. Neurology, 2006, 66 (3): 384 – 389.

7. Dunn LL, Annable WL, Kliegman RM. Pigmented corneal rings in neonates with liver disease. J Pediatr, 1987, 110 (5): 771 – 776.

8. Ala A, Walker AP, Ashkan K, et al. Wilson's disease. Lancet, 2007, 369 (9559): 397 – 408.

9. European Association for Study of Liver. EASL Clinical Practice Guidelines: Wilson's disease. J Hepatol, 2012, 56 (3): 671 – 685.

10. Schilsky ML, Scheinberg IH, Sternlieb I. Liver transplantation for Wilson's disease: indications and outcome. Hepatology, 1994, 19 (3): 583 – 587.

（刘亘梁）

笔记

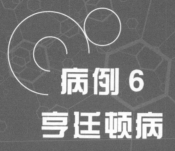

病例 6
亨廷顿病

📋 病历摘要（姐妹二人）

（一）病例 1　姐姐

患者 44 岁，女性。主诉：四肢不自主运动 2 年。

2 年前，患者无明显诱因逐渐出现四肢不自主运动，主要表现为手指、脚趾不自主活动，有时有肩部的不自主活动，与环境及情绪无明显相关，睡眠后仍有手足的不自主运动。1 年前，患者不自主运动较前加重，出现不自主点头，且伴有食欲差，恶心，易干呕，但无头痛、头晕及腹部不适症状。半年前，患者觉睡眠欠佳，表现为易醒，且醒后难以入睡。起病以来，无大小便异常及情绪明显变化，自觉记忆力、计算力、定向力正常；体重减轻约 5 斤。

既往史： 体健，否认毒物接触史及传染病史，否认风湿病史。

家族史： 父亲60岁时发病，临床表现与患者类似：四肢不自主运动，2~3年后逐渐出现头部明显的不自主扭动、斜颈，且出现吞咽困难、饮水呛咳及严重的构音障碍，晚期体重下降明显，食欲差，无明显的肢体强直等表现，66岁去世。患者奶奶、大姑、堂兄及妹妹类似病史。

【入院查体】

右侧卧位血压117/72mmHg。内科系统未见异常。神经系统查体：神志清楚，言语流利，时间、地点、人物定向力正常，记忆力、计算力基本正常。双侧瞳孔等大等圆，直径3mm，未见K-F环，颅神经查体无明显异常。四肢肌容积正常，肌力5级，肌张力减低。双侧指鼻、跟膝胫试验稳准，闭目难立征阴性。静息状态时可见手指、足趾不自主运动，步态基本正常。双侧针刺觉及音叉振动觉对称。四肢腱反射活跃。双侧掌颏反射、Hoffmann征阴性。病理征阴性。颈软，脑膜刺激征阴性。

【实验室检查】

血常规：血红蛋白84g/L、红细胞压积28.7%、红细胞平均体积76.7fl、平均血红蛋白量22.5pg、平均血红蛋白浓度293g/L，呈小细胞低色素性贫血表现。

血清铁（39.9μg/dl）↓。

血液系统：铁蛋白（2.5ng/ml）↓、维生素B$_{12}$ 259pg/ml、叶酸8.5ng/ml。

尿常规、粪常规、凝血全套、生化全套、蛋白电泳、抗链球菌溶血素O试验、类风湿因子、糖化血红蛋白、检查正常。

黑质超声：黑质回声强度Ⅱ级。

颈部血管彩超：左侧颈动脉内膜增厚；右侧椎动脉内径细。

妇科彩超：宫颈多发囊肿；盆腔少量积液。

超声心动图：三尖瓣少量反流。

腹部超声、泌尿系超声及甲状腺超声未见明显异常。

眼科检查：视力：右眼 0.3，左眼 0.4；视野：右（-），左视野鼻侧暗点，眼压、眼底、K-F环、OCT（-）。

电子显微镜检查：偶见棘红细胞。

MMSE：29 分；MoCA：21 分，高中文化，MoCA 提示认知功能障碍。

HAMA：9 分，提示可能有焦虑；HAMD：6 分，提示没有抑郁。

匹兹堡睡眠质量指数：8 分（0~12 分，分数越高，表示睡眠质量越差）。

疲劳指数：躯体疲劳 4 分，脑力疲劳 1 分。

头 MRI（图 6-1）：双侧海马基本对称，未见明显异常信号；双侧壳核及尾状核未见萎缩；双侧基底节区及皮层下可见多发点条状血管周围间隙影；脑沟裂增宽，呈脑萎缩表现，额顶叶明显。

【定位诊断】

1. 锥体外系（尾状核及壳核）

患者静息状态时可见明显的手指、足趾不自主运动，偶有肩部及头部扭动；查体肌力正常，四肢肌张力减低，符合肌张力减低-运动增多综合征，故定位于锥体外系，以尾状核及壳核受累为著。

2. 广泛大脑皮层

患者 MoCA 21 分，存在认知功能障碍，且患者头核磁可见皮层萎缩，以额顶叶为著，故定位于广泛大脑皮层。

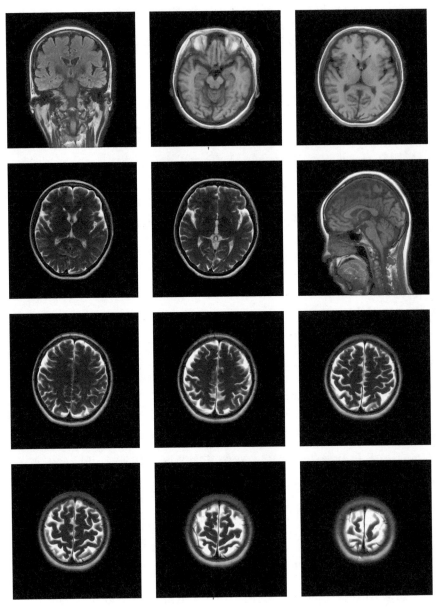

图 6-1 头核磁提示脑沟裂增宽，呈脑萎缩表现，额顶叶明显

【定性诊断】

亨廷顿病（又称亨廷顿舞蹈病）可能：患者中年女性，隐匿起病，主要表现为肌张力减低，运动过多的锥体外系症状，同时认知功能检测有轻度的认知功能减退，结合此患者有明显的家族史，据

患者自行回忆，其父亲 60 岁时发病，临床表现与患者类似：四肢不自主运动，2~3 年后逐渐出现头部明显的不自主扭动、斜颈，且出现吞咽困难、饮水呛咳及严重的构音障碍，晚期体重下降明显，食欲差，无明显的肢体强直等表现，66 岁去世。患者奶奶、大姑、堂兄及妹妹类似病史。但患者目前只有锥体外系受累表现，表现为动作增多，另外有轻度认知功能障碍，无明确的精神障碍，但其妹妹已经表现出认知障碍、不自主运动，故考虑亨廷顿病可能性大。进一步需完善相关基因检测以明确。

（二）病例 2　妹妹

患者 41 岁，女性。主诉：四肢不自主运动、记忆力下降 2 年。

患者 2 年前出现手脚不自主运动，表现为不自主的做小动作，不自主的耸肩、扭腰、点头、踮脚、翘指。同时伴记忆力下降，主要为短时记忆受损，容易忘记近期发生的事情，反应迟钝，智力下降，不能胜任目前的会计工作。同时出现言语不清，精细动作较差，系鞋带、纽扣困难等。患者自发病以来，爱发脾气，易激惹，同时伴有情绪低落。半年前患者出现后枕部闷痛、头晕，不伴视物旋转，无耳鸣听力下降，伴恶心无呕吐。自发病以来，患者无嗅觉减退、睡眠时大喊大叫及便秘，无幻觉，饮食、小便正常。

既往史： 体健。

家族史： 父亲 60 岁时发病，临床表现与患者相似，表现为四肢不自主运动，2~3 年后出现头部不自主扭动、斜颈，且出现吞咽困难、饮水呛咳及严重的构音障碍，晚期体重下降明显，食欲差，无明显的肢体强直等表现，66 岁去世。患者奶奶、大姑、堂兄及二姐有类似表现。

【入院查体】

卧位血压 174/105mmHg，心率 74 次/分。内科系统查体未见异常。神经系统查体：神志清楚，构音障碍，时间定向力障碍，地点、人物定向力正常，记忆力、计算力减退。双侧瞳孔等大等圆，直径 3mm，双侧瞳孔直接及间接对光反射灵敏，眼球各向运动充分，未见眼震。颅神经查体未见异常。四肢肌容积正常，四肢肌力 V 级，四肢肌张力降低。双侧指鼻、跟膝胫试验欠稳准，闭目难立征阴性。双手可见不自主活动，行走时明显。坐位时腿部不自主运动。行走时身体摇晃，左右摇晃明显。后拉试验阴性。双侧针刺觉及音叉振动觉对称。双上肢腱反射活跃，双下肢腱反射对称引出。双侧掌颏反射、Hoffmann 征阴性。双侧巴氏征阴性。颈软，脑膜刺激征阴性。

【实验室检查】

入院血、尿、便常规及凝血项、血液系统、肿瘤标志物、糖化血红蛋白均正常，甲功提示超敏促甲状腺激素稍增高。

生化全项：总胆固醇（3.12mmol/L↓）余正常。

黑质超声：黑质回声强度Ⅱ级。

腹部超声：脾稍大。

颈部血管超声：双侧颈动脉斑块形成，右锁骨下动脉斑块形成。

妇科超声、泌尿系超声及超声心动图均未见明显异常。

眼科检查：视力：右 0.5，左 0.4；视野：双眼视敏度轻度下降，右眼下方周边略著；眼底像：双眼视乳头正常，A：V = 1：2，动脉反光增强；OCT：左眼（－），右眼 GCC（神经节细胞复合体）变薄。眼压、K－F 环（－）。

电子显微镜检查：扫描电子显微镜下见 3% 棘状红细胞。无特异诊断意义。

MMSE：25 分；MoCA：20 分。患者大学文化，提示存在认知功能障碍。

HAMA：13 分；HAMD：15 分。存在焦虑抑郁情绪。

Epworth 嗜睡量表：5 分。

疲劳指数 – 14：12 分。

匹兹堡睡眠质量指数：4 分。

头 MRI（图 6 – 2）：可见双侧海马基本对称，未见异常信号；双侧尾状核、壳核未见明显萎缩；脑沟裂增宽，呈脑萎缩表现，额顶颞叶明显。MRA 可见右侧颈内动脉、大脑中、前动脉较左侧纤细。

【定位诊断】

（1）锥体外系（壳核及尾状核）：患者表现为四肢不自主活动，查体可见四肢不自主运动，四肢肌张力降低，符合肌张力减低 – 运动增多综合征，故定位于锥体外系。结合患者主要表现为运动增多，故考虑以壳核及尾状核受累为主。

（2）小脑及其联络纤维：患者表现为走路不稳，查体可见双侧指鼻欠稳准，轮替缓慢，跟膝胫欠稳准，定位于小脑及其联络纤维。

（3）广泛大脑皮层：患者大学文化，MMSE 25 分，存在认知功能障碍，结合患者头核磁可见皮层萎缩，以额顶颞叶为著，故定位于广泛大脑皮层。

【定性诊断】

亨廷顿病可能：患者中年女性，隐匿起病，进展性病程。主要

99

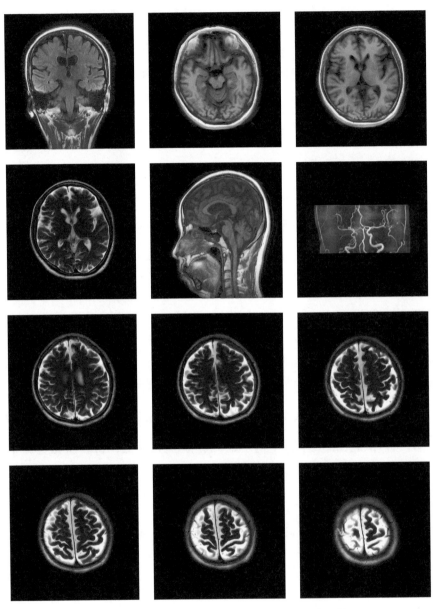

图 6-2　头核磁显示皮层萎缩，额顶颞叶明显

表现为四肢不自主运动，言语不清，记忆力下降及焦虑、易激惹等精神障碍。查体可见时间定向力障碍，记忆力及计算力下降，四肢肌张力减低，指鼻及跟膝胫试验欠稳准。结合患者头 MRI 提示脑萎缩，结合患者有家族史，考虑存在常染色体显性遗传性疾病。患者

笔记

同时存在不自主运动、认知障碍、情绪改变，棘红细胞电镜检查未达到20%，临床考虑为亨廷顿病可能性大。

病例1和2患者系同胞姐妹，姐姐以四肢不自主运动起病，妹妹以四肢不自主运动及记忆力下降起病，其奶奶、父亲、堂兄均有类似病史，考虑亨廷顿病可能，由于妹妹运动症状较重，且存在明显认知损害，故对其妹妹行基因检测以进一步明确诊断。基因检测结果如下：

根据毛细管电泳片段长度分析结果，送检样本 *HTT* 基因 1 号外显子，CAG 重复次数约为 20 和 42 次，检测准确度在 1～2 个 CAG 重复。检测结果提示患者 CAG 重复次数在致病区间（不完全外显：36～39 次；完全外显：≥40 次），符合亨廷顿舞蹈症致病特征。

妹妹基因检测结果提示亨廷顿舞蹈病，姐姐因为经济原因未查，但根据姐妹的临床表现，故考虑姐妹二人亨廷顿病诊断明确。

讨论与分析

【病例特点】

（1）中年女性，慢性起病，逐渐进展。

（2）两人均以四肢不自主运动为主要临床表现，妹妹同时存在记忆力减退。

（3）查体可见四肢肌张力减低，静息状态时可见手指、足趾不自主运动，妹妹双侧跟膝胫试验欠稳准。

（4）认知功能检查

妹妹 MMSE：25 分；MoCA：20 分；姐姐 MMSE：29 分；MoCA：21 分，均存在认知功能障碍，妹妹明显。

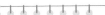

（5）头 MRI

两人均可见明显脑萎缩改变，大脑皮层萎缩为著，海马未见明显萎缩。

（6）基因检测可见

CAG 重复次数在致病区间，符合亨廷顿舞蹈病致病特征。

【诊疗思路】

亨廷顿舞蹈病的鉴别诊断：

上述两病例均以舞蹈样不自主运动为主要临床表现，伴有认知及精神障碍，隐匿起病，逐渐进展，在进行基因检测明确诊断之前，需要与以舞蹈样不自主运动为主要表现，伴有认知及精神障碍的疾病进行鉴别。

（1）风湿性舞蹈病：又称小舞蹈病（chorea minor）或 Sydenham 舞蹈病。多见于 5 ~ 15 岁，女性更多，无季节、种族差异。病前 2 ~ 3 个月常有上呼吸道感染、咽喉炎等 A 组 β 溶血性链球菌感染史，多数亚急性起病。病变累及大脑皮层、基底节及小脑，有锥体外系功能失调表现。临床以面、手和足快速舞蹈样不自主运动为主要表现，可以是全身性，也可以偏侧为著，多表现为挤眉、弄眼、噘嘴、吐舌、扮鬼脸，上肢各关节交替伸曲、内收，下肢步态异常，精神紧张时加重，睡眠时消失。不自主舞蹈样动作可干扰随意运动，导致步态笨拙、持物跌落、动作不稳及爆发性语言。同时伴有精神症状。查体可见肌力减弱、肌张力低下。舞蹈样动作常在发病 2 ~ 4 周内加重，3 ~ 6 个月自发缓解，约 20% 的患儿会复发。血清学检查可发现抗链球菌溶素 O 滴度增加，但由于本病多在感染后 2 ~ 3 个月发病，抗链 O 检查常为阴性。免疫学检查可有 IgG、IgM、IgA 增高。咽拭子培养可检出 A 组溶血性链球菌。影像表现不具备特异性，CT 可见尾状核区低密度灶及水肿，MRI 可见尾状核、壳核、苍白球增大，T2 信号增强，随临床症状好转而消退。PET 显示纹状体高代谢改变。

（2）神经棘红细胞增多症（neuroacanthocytosis，NA）：是一种脂类代谢病，多见于青春期或成年早期，发病年龄 8～62 岁；病程 7～24 年，男性多于女性，男女比约为 1.8∶1。以运动障碍（舞蹈症、抽动症、口下颌运动障碍、帕金森综合征等）、性格改变、进行性智能减退、周围神经病及周围血棘红细胞增多（光镜下 >3%）为典型的临床表现。最突出的临床表现是运动障碍，以口面部不自主运动、肢体舞蹈症最常见。根据遗传方式分为常染色体隐性遗传的舞蹈病 - 棘形红细胞增多症（Levin - Critchley 综合征），β - 脂蛋白血症（Bassen - Komzweig 综合征）以及 X - 连锁 Mcleod 综合征三种类型。影像检查：CT 及 MRI 可见尾状核局灶性萎缩，PET 可见尾状核、壳核及丘脑低代谢。其中舞蹈病 - 棘形红细胞增多症需要与亨廷顿病鉴别。可从以下几点进行鉴别（表 6 -1）：

表 6 -1　舞蹈病 - 棘形红细胞增多症需要与亨廷顿病鉴别

	亨廷顿病	舞蹈病 - 棘形红细胞增多症
遗传方式	常染色显性遗传，常有家族史	常染色体隐性遗传
食物诱发的伸舌	无	有
痫性发作	无	有
周围神经肌肉病	无	有
外周血棘形红细胞	<3%	>3%

（3）肝豆状核变性：又称为 Wilson 病（WD），是一种常染色体隐性遗传的铜代谢障碍性疾病，致病基因 *ATP7B* 位于染色体

13q14.3，编码一种铜转运 P 型 ATP 酶，*ATP7B* 基因突变导致 ATP 酶功能减弱或丧失，引起血清铜蓝蛋白合成减少以及胆道排铜障碍，蓄积于体内的铜离子在肝、脑、肾、角膜等处沉积，引起进行性加重的肝硬化、锥体外系症状、精神症状、肾功能损害及 K – F 环等。发病年龄在 5~35 岁，但基因诊断证实 3 岁及 72 岁均有。其神经症状以锥体外系症状为主，表现为四肢肌张力增高，运动缓慢，面具脸，语言低沉含糊，流涎，咀嚼及吞咽困难，不自主运动以震颤多见，也可表现为扭转痉挛、舞蹈样动作和手足徐动症，需要与亨廷顿病鉴别。实验室检查可见铜蓝蛋白及血清铜明显减低，尿铜增加。CT 可见双侧豆状核区异常低密度影，尾状核头部、小脑齿状核及脑干内也可见低密度，大脑皮层及小脑可见萎缩。MRI 可见基底节区、丘脑、脑干及齿状核 T1 低信号，T2 高信号，病灶双侧对称为其特点。

（4）此外还需要良性家族性舞蹈病、齿状红核苍白球萎缩、神经梅毒、神经元蜡样脂褐质沉积症等鉴别。

疾病介绍

亨廷顿病（Huntington's disease，HD）：是一种常染色体显性遗传的神经系统退行性疾病，由位于 4 号染色体 4p16.3 区域的 *IT – 15* 基因内 CAG 三核苷酸重复序列异常扩增所致。典型症状包括舞蹈样症状、认知和精神障碍。本病见于各种族人群，其中以白种人最多见，其患病率为（5~7）/10 万，而亚洲人患病率较低，在日本约为 0.5/10 万。平均发病年龄为 40 岁，青少年（< 20 岁）和老年（> 70 岁）也有发病，男女发病差异无统计学意义，发病后生存期 15~20 年。

青少年 HD：青少年起病者与成人起病者临床特点有所不同。舞蹈样症状少见甚至不出现，多以肌张力改变、肌阵挛、强直、构音障碍及共济失调为主要运动表现。认知损害出现早而严重，行为障碍显著，进展快，生存期通常不到 15 年。

【临床症状】

其临床症状包括运动障碍、认知障碍及精神障碍三大方面。

（1）运动障碍：包括不自主运动的出现和自主运动障碍，以舞蹈样症状为典型，此外还常见肌张力障碍（斜颈、角弓反张、弓足等）、姿势反射消失、运动迟缓和肌强直。自主运动障碍导致手灵巧度降低、言语不清、吞咽困难、平衡障碍和跌倒。在疾病晚期，随着自主运动障碍的加重和肌强直的出现，舞蹈样症状逐渐减轻。

（2）认知障碍：认知功能减退，执行功能退化，表现为任务执行困难，短时记忆受损，智力迟钝。患者常对自身的认知减退缺乏自知，随着疾病进展，可发展为痴呆。

（3）精神障碍：最常见者为抑郁，其他精神症状包括躁狂、强迫症状、焦虑、冲动、社会退缩，较少见的有性欲亢进和精神分裂症状。在疾病晚期，患者面部表情和声音的变化将增加上述症状的识别难度。患者多存在自杀倾向。

（4）其他非特异性症状：主要涉及睡眠 - 觉醒周期紊乱和体重减轻（但无食欲减退）。

临床上以出现特征性的运动障碍为起点，将该病分为 3 期。①早期：症状轻微，以抑郁、易激惹、难以解决复杂问题等轻度认知障碍和精神症状为主，可有轻微的不自主运动，如眼球扫视运动障碍，患者有独立生活能力。②中期：出现明显的运动障碍，以舞蹈样症状为主，自主运动障碍进行性加重，可有吞咽困难、平衡障碍、跌倒和体重减轻，认知功能进一步减退，此期患者的社会功能受损，但基本生活能力尚得到保留。③晚期：患者多卧床不起，舞蹈样症状可加重，但常被肌强直、肌张力失常和运动迟缓所取代；患者的所有日常生活均需依靠他人料理。精神症状在病程各时期均存在，而在晚期常变得不易识别。

【影像表现】

头 MRI 及 CT 在 HD 早期可正常，中晚期可见基底节萎缩，以尾状核头部萎缩最为明显，双侧侧脑室前角扩大。

【诊断】

特征性的舞蹈样症状，认知减退及精神障碍，加上阳性家族史应充分考虑该病。影像阳性发现具有参考意义但无特异性。以上可做出该病的临床诊断，而确诊该病需要进行基因检测。根据美国医学遗传学会（ACMG）制定的 HD 基因测试技术标准与指南（2004版），HD 的基因测试方法为：以聚合酶链反应（PCR）或 Southern 印迹杂交法配合 DNA 测序，检测 IT - 15 基因 CAG 重复次数。正常基因的 CAG 重复次数 ≤26；当 CAG 重复次数为 27 ~ 35 时，尚不足以引起临床症状，但基因不稳定，在通过精子传递给下一代时，可出现 CAG 重复次数的扩增；当 CAG 重复次数为 36 ~ 39 时，具备不完全外显率，部分携带者可不发病或推迟发病时间；当 CAG 重复次数 ≥40 时，具备完全外显率，所有携带者均发病。HD 基因测试阳性定义为至少 1 个等位基因的 CAG 重复次数 ≥40，具有 99% 以上的敏感度和 100% 的特异度。HD 患者经父系遗传过程中存在 CAG 重复次数扩展及遗传早现现象。

【治疗】

治疗原则：强调综合性治疗，即药物治疗与心理、社会及环境支持相结合，在疾病不同阶段各有侧重，另外多数药物对认知功能影响明显，应从小剂量开始，尽量避免多药联合。

1. 运动障碍的治疗

（1）舞蹈样症状：若未影响到生活可不予治疗。以去除诱因等非药物干预为主。药物治疗可选用抗精神病药，目前多使用奥氮平、利培酮和喹硫平等不良反应较少的第二代抗精神病药物，其中首选奥氮平。多巴胺耗竭剂丁苯那嗪具有良好的控制舞蹈样症状、改善运动能力的作用，近年来受到推崇，其不良反应较抗精神病药物小，但仍可导致帕金森样症状，加重抑郁及自杀倾向，使用时注意从小剂量滴定，逐渐加量。

（2）肌强直、阵挛及肌张力增高：巴氯芬、氯硝西泮等苯二氮卓类药物可缓解肌强直，但可加重运动迟缓。抗帕金森药物也可以缓解运动迟缓及肌强直。但以上两种药物都有诱发谵妄风险，在使用过程中需谨慎。

（3）肌阵挛、抽搐与癫痫：多见于青少年 HD。肌阵挛治疗可使用氯硝西泮或丙戊酸盐。抽搐可选抗精神病药、苯二氮卓类药物或选择性 5 - 羟色胺再摄取抑制剂（SSRI）。青少年 HD 伴癫痫者首选丙戊酸钠。

（4）其他症状的治疗：夜间磨牙可使用肉毒毒素。

整个治疗过程中，安静的环境、充分的沟通、跌倒的预防等非药物措施也相当重要。

2. 认知障碍的治疗

无有效药物治疗，提前学习认知策略、制定日常活动计划、减轻工作负担、加强沟通及看护等可能对认知障碍所致的不良事件有一定预防作用。

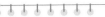

3. 精神障碍的治疗

（1）抑郁：首选 SSRI，如西酞普兰、舍曲林、帕罗西汀等。建议从小剂量开始渐增，SSRI 类药物对易激惹、情感淡漠、强迫等精神症状也有一定疗效。其他抗抑郁药有米氮平、文拉法辛等。三环类如丙米嗪或阿米替林等也是治疗 HD 患者抑郁的重要药物，因有镇静作用，故常在睡前给药。当抑郁合并妄想、幻觉或显著的情绪激动时，可联合小剂量抗精神病药，如奥氮平和喹硫平等，或劳拉西泮等短效苯二氮卓类药物。

（2）躁狂：抗惊厥药，如丙戊酸钠或卡马西平，应从小剂量开始渐增。上述药物可能造成肝功能异常和血白细胞减少，用药期间应注意监测。

（3）强迫症状：可用 SSRI 类抗抑郁药治疗，也可使用前述抗精神病药。

（4）精神分裂症状：少见。抗精神病药物可改善。

（5）谵妄：可能与药物不良反应有关，脱水、感染等也可以导致。消除病因为关键所在，小剂量抗精神病药物可暂时控制症状。

参考文献

1. 中华医学会神经病学分会帕金森病及运动障碍学组. 亨廷顿病的诊断与治疗指南. 中华神经科杂志，2011，44（9）：638 – 641.

2. 中华医学会神经病学分会帕金森病及运动障碍学组，中华医学会神经病学分会神经遗传病学组. 肝豆状核变性的诊断与治疗指南. 中华神经科杂志，2008，41（8）：566 – 569.

3. Huntington Study Group, Frank S, Testa CM, et al. Effect of Deutetrabenazine on Chorea Among Patients With Huntington Disease：A Randomized Clinical Trial. JAMA，2016，316（1）：40 – 50.

4. Punukollu M, Mushet N, Linney M, et al. Neuropsychiatric manifestations of Sydenham's chorea：a systematic review. Dev Med Child Neurol, 2016, 58 (1)：16 – 28.

5. 王利军，王建平，牛延良，等. 青少年型亨廷顿病—家系临床特征及遗传学特点分析. 中华神经医学杂志，2018，17 (3)：306 – 308.

6. 马建华，张艳，雷晶. 亨廷顿舞蹈病四个家系的遗传学特征分析. 中华神经医学杂志，2018，17 (5)：503 – 506.

（张美美）

笔记

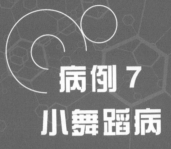

病例 7
小舞蹈病

病历摘要

患者男性，16岁。主诉："右侧肢体不自主活动2周"。

2周前，患者感冒后出现右侧肢体不自主活动，症状持续，动作为舞蹈样，有甩手、抓握、抖腿等症状，上述症状在情绪激动时明显，睡眠时消失。自觉右侧肢体麻木无力感，有步态不稳、踩棉花感，自诉说话有费力，吐字欠清。外院给予中药对症治疗未见明显好转，上述症状持续不缓解。病程中无发热、头痛、头晕，无饮水呛咳、吞咽困难，无咽痛、流涕、咳嗽，无嗅觉减退、便秘、睡眠中异常行为，无情绪障碍，小便正常，饮食如常。

既往史：有牛皮癣1年，间断口服"银屑颗粒"。患者此次发病半个月前有感冒病史，无明显发热，自行口服感冒药物后好转。有小关节疼痛及晨起手部发僵不适症状数月，未诊治。否认类似家族史。

【入院查体】

右侧卧位血压 125/84mmHg，心率 90 次/分。双肺呼吸音清，未闻及干湿啰音，心律齐，心尖部可闻及收缩期杂音。腹软，无压痛及反跳痛，肝脾肋下未触及。神经系统查体：神志清楚，吐字欠清，时间、地点、人物定向力正常，记忆力、计算力正常。双侧瞳孔等大等圆，直径4mm，双侧瞳孔直接及间接对光反射灵敏，颅神经查体未见异常。四肢肌容积正常，肢体肌力Ⅴ级，右侧肢体肌张力稍低；双侧指鼻、跟膝胫试验稳准，闭目难立征阴性。双侧上下肢未见静止性、姿势性震颤。可见运动增多表现，表现为甩手、抓握、抖腿等舞蹈样体征，右侧肢体为著。右下肢行走拖曳，后拉试验阴性。双侧针刺觉及音叉振动觉对称，四肢腱反射减弱。双侧掌颏反射、Hoffmann 征阴性。双侧巴氏征阴性。颈软，脑膜刺激征阴性。

【实验室检查】

血常规、尿常规、粪常规、C－反应蛋白、凝血全套、免疫全套、抗中性粒细胞胞浆抗体、神经系统感染病毒抗体检查、神经元抗原谱抗体检测、甲状腺功能、生化全套、蛋白电泳、糖化血红蛋白、血液系统、肿瘤五项正常，红细胞沉降率、血清铜蓝蛋白、24小时尿铜、类风湿因子检查均正常，咽拭子培养示口咽部正常菌群。

结核杆菌抗体试验（血）阴性。

抗链球菌溶血素 O 试验：1240IU/ml，明显高于正常值。

眼科检查：K-F环阴性。

超声心动图：主动脉瓣少-中量反流、二尖瓣大量反流。

黑质超声：黑质回声强度Ⅱ级。

脑电图：正常。

颈核磁：颈5-7椎间盘向右侧略突出。

头颅核磁：脑内未见明显异质改变，阅片可见左侧下鼻甲略肥大；SWI相可见少量微出血灶。（图7-1）。

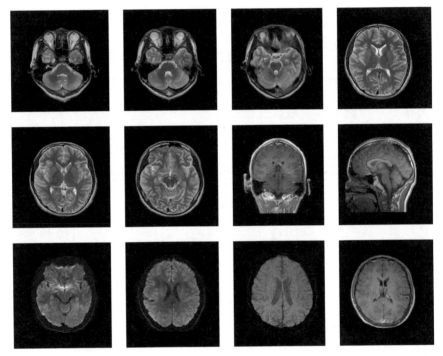

图7-1　头MRI平扫+增强未见异常，DWI未见高信号，SWI可见少量微出血灶。

完善腰穿检查，脑脊液压力135mmH$_2$O，脑脊液细胞总数4/μl、脑脊液白细胞数4/μl；脑脊液生化示：脑脊液氯化物122mmol/L、脑脊液糖 2.64mmol/L、脑脊液蛋白 24.28mg/dl；同期血糖 5.65mmol/L；鞘内IgG合成率8.36，正常水平。

神经系统感染病毒抗体检查提示巨细胞病毒抗体 IgG3.24U/ml

阳性（＋），提示既往可能存在感染。

脑脊液涂片革兰氏染色未见细菌，抗酸染色未见抗酸杆菌，墨汁染色未见新型隐球菌。

脑脊液及血的 NMDA－R－Ab 阴性、CASPR2－R－Ab 阴性、AMPA1－R－Ab 阴性、LGl1－Ab 阴性、GABAB－R－Ab 阴性。

【定位诊断】

锥体外系

患者临床表现为右侧肢体不自主活动，查体可见运动增多，肌张力减低，有甩手、抓握、抖腿等舞蹈样症状，符合肌张力减低－运动增多综合征表现，考虑锥体外系受累，故定位于锥体外系。且患者主要表现为运动增多，故考虑苍白球、尾状核受累为著。

【定性诊断】

小舞蹈病可能性大

诊断依据：患者青少年男性，亚急性起病。发病前有感冒史；既往有银屑病及小关节疼痛、右手指关节晨僵。目前临床表现为右侧肢体不自主活动，为无目的、不自主的肢体动作，表现为肢体伸直、扭曲、内收和外展，旋前和旋后等无节律的交替舞蹈样动作，激动兴奋时加重，睡眠时消失。查体可见运动增多、肌张力减低。有可能潜在的风湿热病表现，包括心脏可闻及收缩期杂音，超声心动提示二尖瓣大量反流，抗链球菌溶血素 O 试验明显升高。同时脑脊液常规、生化、自免脑指标均正常，排除颅内感染及自身免疫性脑炎可能。综合患者的起病年龄、起病形式、临床表现和体征、实验室检查和影像学，考虑小舞蹈病可能。

小舞蹈病的诊断标准：根据美国心脏病协会（AHA）于 1992

年修订的 Jones 标准，如有前驱期的链球菌感染证据，并有 2 项主要表现或 1 项主要表现加 2 项次要表现者，高度提示可能为急性风湿热。但对以下 3 种情况，又找不到风湿热病因者，可不必遵循上述诊断标准，即：以舞蹈病为唯一临床表现者；隐匿发病或缓慢发生的心肌炎；有风湿热史或现患风湿性心脏病，当再感染 A 组链球菌时，有风湿热复发高度危险者。见表 7 - 1。

表 7 - 1　修订的 Jones 诊断标准

主要表现	次要表现	链球菌感染证据
1. 心肌炎 （1）杂音 （2）心脏增大 （3）心包炎 （4）充血性心力衰竭 2. 多发性关节炎 3. 舞蹈症 4. 环形红斑 5. 皮下结节	1. 临床表现 （1）既往风湿热病史 （2）关节痛[a] （3）发热 2. 实验室检查 （1）ESR 增快，CRP 阳性，白细胞增多，贫血 （2）心电图[b]：P - R 间期延长，Q - T 间期延长	1. 近期患过猩红热 2. 咽培养溶血性链球菌阳性 3. ASO 或风湿热抗链球菌抗体增高

注：a 如关节炎已列为主要表现，则关节痛不能作为 1 项次要表现；b 如心肌炎已列为主要表现，则心电图不能作为 1 项次要表现。

根据 AHA 1992 年 Jones 标准，患者有前驱期的链球菌感染证据，并有 2 项主要表现（心肌炎、舞蹈症），1 项次要表现（关节痛），高度提示可能为小舞蹈病。

【治疗过程】

住院期间给予患者青霉素 80 万单位肌注，每日 2 次，患者右侧肢体不自主运动较前有所好转。鉴于患者超声心动提示二尖瓣大量反流，最终建议患者到专科医院心外科复查超声心动，进一步明确反流原因并诊治风湿性心脏病。

讨论与分析

【病例特点】

（1）青少年男性，亚急性起病，慢性病程。

（2）以右侧肢体不自主活动，肌张力减低为主要表现。

（3）体检示：心律齐，心尖部可闻及收缩期杂音。右侧肢体肌张力稍低，右侧肢体运动增多，有舞蹈样症状。双侧指鼻、跟膝胫试验稳准，闭目难立征阴性。四肢腱反射减弱。

（4）半个月前有感冒病史。有小关节疼痛及晨起手部发僵不适症状数月。

（5）抗链球菌溶血素 O 试验：1240IU/ml，明显增高。

（6）头颅核磁：脑内未见明显异质改变；SWI 相可见少量微出血灶。

【诊疗思路】

小舞蹈病的鉴别诊断：

本例患者临床表现为青少年起病的舞蹈样不自主运动，肌张力减低，亚急性起病，需鉴别其他以舞蹈样不自主运动为主要表现的疾病。

1. 亨廷顿舞蹈病

又称亨廷顿病，是一种常染色体显性遗传的基底节和大脑皮质变性疾病，致病基因 $IT-15$ 位于第 4 号染色体 4p16.3，在 $IT-15$ 基因 5' 端编码区内的三核苷酸 CAG 重复拷贝序列数异常增多。拷贝数越多，发病年龄越早，临床症状越重。发病年龄多见于 30～50 岁，有遗传早现现象。临床上以隐匿起病、缓慢进展的舞蹈症、精神异常和痴呆为特征。其中舞蹈症最常见，通常为全身性，典型表现为手指弹钢琴样动作和面部怪异表情，累及躯干可产生舞蹈样步态。在疾病晚期，随着自主运动障碍的加重和肌强直的出现，舞蹈样症状逐渐减轻。精神症状中最常见抑郁，其他精神症状包括躁狂、强迫症状、焦虑、冲动、社会退缩。临床上，小舞蹈病需要与亨廷顿舞蹈病相鉴别，鉴别要点如下表（表7-2）。

表7-2　小舞蹈病与亨廷顿舞蹈病鉴别要点

	小舞蹈病	亨廷顿舞蹈病
起病年龄	青少年期	中年
链球菌感染史	有	无
症状	无痴呆	可伴痴呆
病程	逐渐减轻	缓慢进展
基因	无	*IT-15*基因CAG重复序列拷贝增加
家族史	无	有

2. 肝豆状核变性

又称为Wilson病（WD），是一种常染色体隐性遗传的铜代谢障碍性疾病，致病基因*ATP7B*位于染色体13q14.3，主要在肝脏表达产物P型铜转运ATP酶，*ATP7B*基因突变导致ATP酶功能减弱或丧失，不能将多余的铜离子从细胞内转运出去，使铜离子蓄积于体内并在肝、脑、肾、角膜等处沉积，引起进行性加重的锥体外系症状、肝硬化、精神症状、肾功能损害及角膜色素环（K-F环）等。发病年龄多见于5~35岁。锥体外系症状表现为四肢肌张力增高，运动迟缓，面部怪异表情，不自主运动以肢体意向性、姿势性或静止性震颤多见，也可表现为扭转痉挛、舞蹈样动作和手足徐动症，需要与小舞蹈病鉴别。WD患者起病缓慢，进行性加重，肌张

笔记

力增高。实验室检查 WD 患者血浆铜蓝蛋白及血清铜显著降低，尿铜增加。可出现角膜 K－F 环、肝、肾功能异常。而小舞蹈病患者起病较急，K－F 环阴性，舞蹈样动作，血清铜蓝蛋白检查正常，可与此鉴别。

3. 神经棘红细胞增多症

神经棘红细胞增多症（neuroacanthocytosis，NA）是一种脂类代谢病，为较罕见的遗传性疾病。多于青春期或成年早期发病，男性多于女性，男女比约为 1.8：1。以运动障碍（舞蹈症、抽动症、口下颌运动障碍、帕金森综合征等）、性格改变、进行性智能减退、周围神经病及周围血棘红细胞增多（光镜下 >3%）为典型临床表现。最突出的临床表现是运动障碍，以口面部不自主运动、肢体舞蹈症最常见。常表现为进食困难，步态不稳，时有自咬唇、舌等。根据遗传方式分为常染色体隐性遗传的舞蹈病－棘形红细胞增多症（Levin－Critchley 综合征），β－脂蛋白血症（Bassen－Komzweig 综合征）以及 X－连锁 Mcleod 综合征三种类型。其中舞蹈病－棘形红细胞增多症需要与小舞蹈病相鉴别。可从以下几点进行鉴别，如下表 7－3 所示：

表 7－3 舞蹈病－棘红细胞增多症与小舞蹈病鉴别要点

	小舞蹈病	舞蹈病－棘形红细胞增多症
遗传方式	无	常染色体隐性遗传
链球菌感染史	有	无
食物诱发的伸舌	无	有
痫性发作	无	有
周围神经肌肉病	无	有
外周血棘形红细胞	<3%	>3%

笔记

疾病介绍

小舞蹈病

【概述】

小舞蹈病又称 Sydenham 舞蹈病、风湿性舞蹈病，病理机制与 A 组 β 溶血链球菌（GABHS）感染诱发的抗体与大脑（主要为尾状核、丘脑底核神经元）抗原发生免疫交叉反应有关，是风湿热在神经系统的常见表现。多见于 5～15 岁的女性儿童或青少年。无季节、种族差异。在典型症状出现前 1～6 周，常有上呼吸道炎、咽喉炎等 A 组 β 溶血链球菌感染表现，如发热、咽痛、咳嗽等症状。大多数为亚急性起病，少数可急性起病。首发症状可以出现在 GABHS 感染后的数小时或数天，也可能发生于感染后数月。多见于儿童和青少年，其特征为舞蹈样动作、肌张力降低、肌力减退和（或）精神症状。患者在发病早期常伴有情绪不稳、易激动、注意力不集中、持物不稳等表现，随着不自主运动日趋明显和其他部位逐渐受累方引起注意。

【临床表现】

1. 舞蹈症

是一种无目的、不自主的躯干或肢体动作。常发生于 4～7 岁儿童，可以是全身性，也可以是一侧较重，主要累及面部和肢体远端。表现为无法控制的、不自主、无规律、幅度不等的急促舞蹈样动作，出现挤眉、弄眼、摇头转颈、噘嘴、吐舌、扮鬼脸，肢体表现为伸直和屈曲、内收和外展、旋前和旋后等无节律的交替动作，紧张激动时加重，睡眠时消失。患儿可能会用有意识的主动运动去

笔记

掩盖不自主运动。不自主舞蹈样动作可干扰随意运动，导致动作笨拙、持物跌落、书写、穿衣、进食困难、爆发性言语。舞蹈症常在发病2～4周内加重，3～6个月内自发缓解。约20%的患儿会复发，通常在2年内。

2. 肌张力低下和肌无力

可有明显的肌张力减低和肌无力。当患儿举臂过头时，手掌旋前（旋前肌症）。患儿手的紧握程度不恒定，时紧时松。肌无力也可称为本病的主要表现，以致患儿在急性期不得不卧床。

3. 精神障碍

表现为情绪不稳及行为异常。患儿常伴某些精神症状，如抑郁、焦虑、易激惹、情绪不稳、注意力缺陷多动障碍、偏执－强迫行为等。有时精神症状的发生可先于舞蹈症状。

4. 全身症状

约1/3患儿可伴其他风湿热表现。可在发病前或病程中出现发热、咽痛、扁桃体炎等表现。关节炎是最常见的临床表现，呈游走性、多发性，以膝、踝、肘、腕、肩等大关节受累为主。关节疼痛一般在2周内消退，发作后不遗留变形，但常反复发作。等风湿热累及心脏时可出现心率加快，心脏增大及杂音，严重者可发生心力衰竭。6%～25%的患者皮肤可发现环形红斑，时隐时现，骤起，数小时或1～2日消退，分布于四肢近端及躯干。皮下结节是风湿活动的表现之一。

【治疗】

急性期需要卧床休息，并尽量避免光、声刺激。鉴于小舞蹈病是风湿热在神经系统的表现，故治疗小舞蹈病同时需要治疗风湿热。风湿热治疗目标为：清除链球菌感染，去除诱发风湿热病因；

控制临床症状，使心肌炎、关节炎、舞蹈病及风湿热症状迅速缓解，解除风湿带来的痛苦；处理各种并发症，提高患者身体素质和生活质量，延长寿命。小舞蹈病为自限性，即使不经治疗，3~6个月也可自行缓解；适当治疗可缩短病程。约1/4患儿可复发。对小舞蹈病的治疗主要为对症治疗、对因治疗、免疫疗法。对症治疗：舞蹈症状可选用多巴胺受体拮抗剂，如氯丙嗪12.5~25mg，氟哌啶醇0.5~1mg，奋乃静2~4mg，或硫必利50~100mg，每日3次口服。前两种药物易诱发锥体外系不良反应，需注意观察，一旦发生，需减少剂量。也可选用多巴胺耗竭剂，如利舍平0.1~0.25mg，或丁苯那嗪25mg，每日2~3次口服。或可选用增加GABA含量的药物，如丙戊酸钠0.2g，每日3次口服。加用苯二氮卓类药，如地西泮、氯硝西泮或硝西泮则可更有效地控制舞蹈症。对因治疗：在确诊本病后，无论病症轻重，均需应用抗链球菌治疗，目的在于最大限度地防止或减少小舞蹈病复发及避免心肌炎、心脏瓣膜病的发生。一般应用青霉素80万单位肌注，每日2次，1~2周为一个疗程。以后可给予长效青霉素120万单位肌注，每月1次。免疫疗法：鉴于患儿患病期间体内有抗神经元抗体，故理论上免疫治疗可能有效。可应用糖皮质激素，也有报道用血浆置换、免疫球蛋白静脉注射治疗本病，可缩短病程及减轻症状。

【预后】

本病有自限性，舞蹈样动作一般在3个月内逐渐消失，但少数病例持续6~8个月，及时正确的治疗可缩短病程。痊愈后一般不遗留严重后遗症，仅少数病例遗留一些轻微的神经体征如突发性随意动作、动作不协调等；有10%~30%的患者可复发。小舞蹈病患者的预后主要取决于其心脏并发症的转归。

笔记

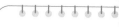

参考文献

1. Guidelines for the diagnosis of rheumatic fever. Jones Criteria, 1992 update. Special Writing Group of the Committee on Rheumatic Fever, Endocarditis, and Kawasaki Disease of the Council on Cardiovascular Disease in the Young of the American Heart Association. JAMA, 1992, 268 (15): 2069 – 2073.

2. 中华医学会湿病学分会. 风湿热诊断和治疗指南. 中华风湿病学杂志, 2011, 15 (7): 483 – 486.

3. 吴江, 贾建平. 神经病学. 3 版. 北京: 人民卫生出版社, 2016: 303 – 304.

4. Ekici F, Cetin II, Cevik BS, et al. What is the outcome of rheumatic carditis in children with Sydenham's chorea? Turk J Pediatr, 2012, 54 (2): 159 – 167.

（王东旭）

笔记

病例 8
脊髓小脑性共济失调 3 型

📋 病历摘要

患者男性，60 岁。主诉："步态不稳言语不清 8 年，饮水呛咳吞咽困难 4 年"。

患者 8 年前无明显诱因逐渐出现步态不稳，走路左右摇晃，伴头晕、视物旋转，呈持续性，闭眼无缓解，无恶心、呕吐，与体位变化无明显相关；同时间断出现言语不清，持续约数小时缓解，伴性格改变，表现为易激惹、情绪激动，就诊于当地医院给予输液治疗（具体不详）后头晕症状缓解，遗留步态不稳、性格改变，且逐渐加重。4 年前出现饮水呛咳、吞咽困难，无肢体活动障碍，无意识障碍；伴双脚及左肩部麻木，呈阵发性。3 年前于情绪激动、紧张时出现头部抖动，言语不清较前加重，呈持续性，给予改善脑功能治疗，症状较前无明显变化。半年前步态不稳加重，表现为走路步基宽，需拄拐行走，目前未服用药物治疗。发病以来，有睡眠中大喊大叫、肢体舞动等症状，时有尿频，无尿失禁，有跌倒史，无骨折，时有脾气暴躁，无嗅觉减退，无便秘。

既往史、个人史： 高血压4年余，血压最高达160/110mmHg，未规律服药，平素血压控制在130/90mmHg；十二指肠溃疡病史30余年，未规律服药；左侧颌部术后20余年；否认高脂血症、冠心病病史，否认糖尿病、脑炎、精神疾病史，否认传染病史，否认外伤、输血史。否认毒物接触、药物滥用史。吸烟30余年，每日40支，已戒10余年；饮酒30余年，每日50g红酒。否认药物过敏史。

家族史： 其父亲（55岁发病，61岁去世）及弟弟（52岁发病）有类似疾病病史，其母亲疑似病史（70余岁去世，病史3~4年）。

【入院查体】

内科查体： 右侧卧位血压124/73mmHg，心率64次/分，右侧立位血压140/82mmHg，心率70次/分。双肺呼吸音清，未闻及干湿啰音，心律齐，未及明显杂音。腹软，无压痛及反跳痛，肝脾肋下未触及。神经系统查体：神志清楚，构音障碍，时间、地点、人物定向力正常，记忆力、计算力减退。双侧瞳孔等大等圆，直径2.5mm，双侧瞳孔直接及间接对光反射灵敏，眼球各向运动充分，未见眼震。双侧面部针刺觉对称，双侧角膜反射正常引出，双侧咀嚼对称有力。双侧额纹、面纹对称，闭目及示齿有力。双耳粗测听力可，Weber征居中，Rinne试验双侧气导＞骨导。双侧软腭上抬有力，双侧咽反射减退。双侧转颈、耸肩有力，伸舌居中，未见舌肌纤颤。四肢肌容积正常，四肢肌力Ⅴ级，双侧肢体肌张力正常。双侧指鼻及跟膝胫试验欠稳准，闭目难立征查体无法完成。头部可见姿势性震颤，醉酒步态。左肩部、双侧小腿外侧及双足针刺觉减退，余肢体针刺觉正常；双侧肢体音叉振动觉对称。四肢腱反射未引出。左侧掌颏反射阳性，右侧阴性，双侧 Hoffmann 征阴性。左侧巴氏征阳性，右侧可疑阳性。颈软，脑膜刺激征阴性。

【实验室检查】

头磁共振平扫（2014 - 4 - 17，外院）：小脑萎缩，脑内少许缺血灶。

头磁共振平扫（2017 - 10 - 24，外院，图 8 - 1）：小脑脑沟加深，双侧半球及蚓部体积变小。

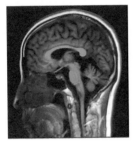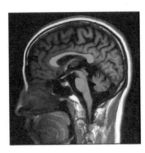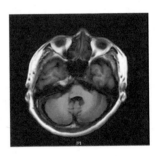

图 8 - 1　头 MRI 示小脑脑沟加深，双侧半球及蚓部体积变小

卧立位血压监测：

血压卧位 124/73mmHg，心率 64 次/分。

立位即刻 140/82mmHg，心率 70 次/分。

立位 1 分钟 142/90mmHg，心率 67 次/分。

立位 3 分钟 143/87mmHg，心率 64 次/分。

立位 5 分钟 149/90mmHg，心率 69 次/分。

血常规、尿常规、便常规、肿瘤标记物、生化全项、蛋白电泳、凝血四项、红细胞沉降率、甲状腺功能、抗链球菌溶血素 O 试验、类风湿因子未见明显异常。

血液系统：铁蛋白（214ng/ml）↑、维生素 B_{12}（1709pg/ml）↑、

叶酸（4.43ng/ml）。

黑质超声：黑质回声强度Ⅱ级。

肛门括约肌肌电图：未见神经源性损害。

小纤维肌电图：左侧拇趾粗、细有髓鞘感觉神经纤维感觉减退。右侧拇趾未见感觉神经纤维功能障碍。

MMSE评分：初中，23分，被试认知功能缺损。

MoCA评分：初中，15分，被试存在认知功能障碍。

汉密顿焦虑量表：13分，被试可能有焦虑。

汉密顿抑郁量表：15分，被试可能为轻微的抑郁。

匹兹堡睡眠质量指数：10分。

快速眼动期睡眠行为障碍筛查量表：7分，提示存在RBD。

Epworth嗜睡量表：1分。

颈部血管超声：双侧颈动脉内－中膜稍厚、右锁骨下动脉内－中膜增厚。

超声心动图：左房增大，主动脉瓣退行性变，二、三尖瓣少量反流，左室舒张功能减低。

胸片：两肺内未见明显实质性病变；左上胸膜病变。

腹部超声：轻度脂肪肝。

眼科会诊：视力：右眼0.5，左眼0.5；眼底：A/V＝1/2；眼压：16/15mmHg；视野：右眼鼻下部分缺损。左眼散在暗点；OCT：神经纤维层及神经节细胞大致正常。诊断：双眼视网膜动脉硬化。

为进一步明确诊断，行基因检测：检测共济失调基因包，采用PCR＋毛细管电泳的检测方法，患者检测结果提示：样本检测临床常见的SCA1、SCA2、SCA3、SCA6、SCA7、SCA8、SCA10、SCA12、SCA17、DRPLA常染色体显性遗传共济失调亚型及FRDA常染色体隐性遗传共济失调的亚型，结果显示*ATXN3*基因一个等位基因CAG重复次数超出正常范围，为 66 次，符合 SCA3 致病特征（图 8-2）。

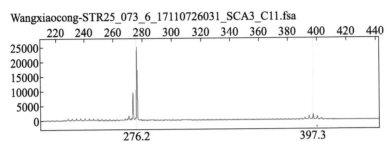

图 8-2　基因检测：先证者 SCA3 毛细管电泳检测结果

　　患者的弟弟检测结果提示：该样本检测 SCA3 亚型，检测结果显示样本 *ATXN3* 基因 CAG 重复次数超出正常范围，为 69 次，符合 SCA3 致病特征（图 8-3）。

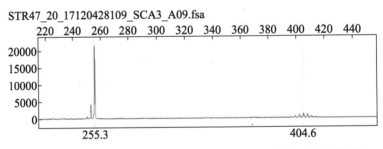

图 8-3　基因检测：先证者之弟弟 SCA3 毛细管电泳检测结果

　　患者的儿子检测结果提示：该样本检测 SCA3 亚型，检测结果显示样本 *ATXN3* 基因 CAG 重复次数超出正常范围，为 69 次，符合 SCA3 致病特征（图 8-4）。

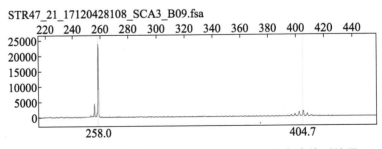

图 8-4　基因检测：先证者之儿子 SCA3 细管电泳检测结果

家系图见下图8 – 5。

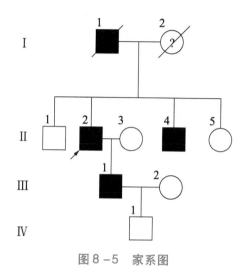

图 8 – 5　家系图

【定位诊断】

1. 小脑及其联络纤维

患者首发症状为共济失调步态，伴小脑性构音障碍、眩晕，查体见双侧指鼻欠稳准、跟膝胫欠稳准，醉酒步态，考虑小脑及其联络纤维受累，结合头磁共振可见小脑萎缩，故定位。

2. 锥体外系

患者临床表现为情绪激动、紧张时出现头部抖动，查体可见头部姿势性震颤，考虑锥体外系受累。

3. 锥体束

患者查体左侧掌颏反射阳性，左侧巴氏征阳性，右侧可疑阳性，考虑锥体束受累。

4. 广泛大脑皮层

患者发病后存在性格改变，有偏执倾向，记忆力减退，存在睡眠障碍，查体见高级皮层功能减退，辅助检查提示 MMSE 及 MoCA

评分低于正常范围，故定位于广泛大脑皮层。

5. 周围神经（感觉、运动纤维）

患者发病后出现双脚及左肩部麻木，查体见四肢腱反射未引出，左肩部、双侧小腿外侧及双足针刺觉减退，结合小纤维肌电图，故定位。

【定性诊断】

诊断：脊髓小脑性共济失调 3 型。

诊断依据：患者老年男性，隐匿起病，慢性进展性病程，临床以小脑共济失调为主要特征，表现为平衡障碍、进行性肢体协调运动障碍、步态不稳、构音障碍，合并有锥体外系、锥体束、大脑皮层及周围神经损害症状及体征，结合头磁共振示小脑萎缩，其父亲及弟弟有类似疾病病史，基因检测结果显示 *ATXN3* 基因一个等位基因 CAG 重复次数超出正常范围，为 66 次，符合 SCA3 致病特征，同时排除感染、免疫、中毒、代谢、血管、肿瘤、外伤等因素，故诊断。

【治疗过程】

患者诊断脊髓小脑性共济失调 3 型（SCA3），该病目前尚无能够完全阻止病情进展的方案，尚无有效的病因治疗，临床上仍以对症和支持治疗为主，针对该患者，入院后给予金刚烷胺 100mg 早午餐后改善锥体外系症状；给予口服维生素 B_1 10mg，每日 3 次，甲钴胺 0.5mg，每日 3 次改善周围神经损害症状；患者认知功能下降，建议口服改善认知功能药物，但患者因个人原因拒绝。总体经治疗后麻木及行走略有改善。

讨论与分析

【病例特点】

（1）老年男性，隐匿起病，慢性进展性病程。

（2）以共济运动障碍为主要临床表现，同时合并有锥体外系、锥体系、大脑皮层及周围神经损害。

（3）家族史：患者其双亲（均已去世）及弟弟有类似疾病病史，其弟弟和儿子基因检测结果均存在异常。

（4）查体阳性体征示：构音障碍，双侧咽反射减退，高级皮层功能减退。双侧指鼻及跟膝胫试验欠稳准，闭目难立征查体不配合。头部可见姿势性震颤，醉酒步态。左肩部、双侧小腿外侧及双足针刺觉减退，四肢腱反射未引出。左侧掌颏反射阳性，左侧巴氏征阳性，右侧可疑阳性。

（5）头核磁示：小脑萎缩。

（6）基因检测提示 *ATXN3* 基因一个等位基因 CAG 重复次数超出正常范围，为 66 次，符合 SCA3 致病特征。

【诊疗思路】

慢性小脑性共济失调的鉴别诊断：

（1）本例患者临床表现为老年起病的小脑性共济失调，同时合并有锥体外系、锥体系、大脑皮质以及周围神经受损的临床表现，隐匿起病，缓慢进展，鉴于患者存在阳性家族史，病因首先考虑遗传性，应与其他遗传性及非遗传性因素所致的慢性小脑性共济失调鉴别。

1）其他遗传因素所致的小脑性共济失调

遗传性痉挛性截瘫（hereditary spastic paraplegia，HSP）复杂

型：HSP 是一类主要由皮质脊髓束受损所引起的遗传性神经退行性疾病，具有明显的遗传异质性，最常见为常染色体显性遗传，也有常染色体隐性遗传及 X 连锁隐性遗传。临床表现主要为进行性的痉挛步态、双下肢肌张力增高、腱反射亢进、踝阵挛、病理征阳性、肌无力等，可伴有膀胱直肠功能异常、踝关节振动觉减退、弓形足、脊柱侧弯等。根据临床表现可以将 HSP 分为单纯型和复杂型，单纯型仅表现以上临床症状体征，复杂型还可合并精神发育迟滞、小脑性共济失调、眼球麻痹、眼球震颤、锥体外系、痴呆、癫痫、视神经萎缩、视网膜色素变性、白内障、神经性耳聋、周围神经病等其他神经系统或神经系统外表现，复杂型 HSP 与 SCA3 两者鉴别困难，既往有研究报道，SCA3 患者合并有痉挛性截瘫，被认为是 SCA3 的第 5 种临床亚型。两者的鉴别依赖于基因检测，HSP 常表现为 *SPG* 基因突变，SCA3 常表现为 *ATXN* 基因异常。该患者基因检测示 *ATXN3* 基因一个等位基因 CAG 重复次数超出正常范围，为 66 次，符合 SCA3 致病特征，故诊断支持 SCA3。

2）非遗传性小脑性共济失调

非遗传性共济失调包括非遗传性神经退行性共济失调及其他获得性共济失调。

①非遗传性神经退行性共济失调：主要包括多系统萎缩（multiple system atrophy，MSA）、散发性成年起病型共济失调（sporadic adult onset ataxia，SAOA）等。多系统萎缩是一种散发性、进展性、30 岁以上成年发病的神经退行性疾病，临床表型主要包括自主神经功能障碍、帕金森综合征、小脑性共济失调和锥体系统功能障碍等，目前主要分为两种临床类型：帕金森型（MSA - P）和小脑型（MSA - C）。MSA - C 是鉴别的重点，MSA - C 除了存在小脑性共济失调症状外，自主神经功能障碍突出，包括 a. 体位性低

血压：患者感觉站立行走时头晕，平卧时症状改善，日间困倦，尤其是餐后更为明显。也有个别存在明显的体位性低血压的患者自觉症状不明显，测量血压显示收缩压下降 > 30mmHg（1mmHg = 0.133kPa）或舒张压下降 > 15mmHg。b. 泌尿生殖系统功能障碍：主要表现为尿频、尿急、尿失禁、排尿困难和夜尿增多，残余尿量增加。女性患者尿失禁更为明显；而男性患者尿不净感、排尿困难更为明显，此外，男性患者还常伴有勃起功能障碍。c. 排便费力：患者常感觉排便无力，而不同于老年人常有的因大便干燥引起的便秘。d. 排汗异常：大多数患者自觉排汗减少，尤其是下肢皮肤干燥，严重者可在夏季因排汗减少而出现体温升高的现象。同时大多数多系统萎缩患者可于发病前数年出现快速眼动睡眠期行为障碍（RBD），相当一部分患者打鼾症状明显，并出现睡眠呼吸暂停，部分患者还可出现吸气性喘鸣。MSA 患者常规头核磁可见壳核、小脑中脚和脑干萎缩，即 T2WI 的脑桥"十字征"、壳核"裂隙征"等表现，肛门括约肌肌电图存在神经源性损害。因此，基于以上临床表现及辅助检查可与 SCA3 进行鉴别，同时可行基因检测，MSA 为散发性，SCA3 为常染色体显性遗传。该患者虽存在小脑性共济失调，但患者无明显的自主神经功能障碍的表现，头核磁未见明显的脑桥"十字征"和壳核"裂隙征"，肛门括约肌肌电图未见神经源性受累，且有明确的阳性家族病史，同时基因检测证实 SCA3 诊断。

②获得性小脑性共济失调：主要包括卒中（小脑梗死、小脑出血）、中毒（酒精、药物、重金属、有机溶剂等所致，药物包括抗癫痫药物、锂盐、抗肿瘤药物、环孢素、甲硝唑等）、免疫介导性共济失调（多发性硬化、小脑性共济失调伴抗谷氨酸脱羧酶抗体、谷蛋白共济失调、Miller – Fisher 综合征、SLE、干燥综合征、Cogan 综合征、甲状腺炎、副肿瘤综合征等）、感染/感染后疾病（小脑脓

肿、小脑炎等）、颅脑创伤、占位性疾病（小脑肿瘤、转移性肿瘤等）、内分泌代谢异常（甲状腺功能减退等）、结构性疾病（Chiari畸形、发育异常）等（表 8 -1）。

表 8 -1　遗传性共济失调与其他遗传性和非遗传性
因素所致的共济失调鉴别

异同点	项目	遗传性共济失调	遗传性痉挛性截瘫	多系统萎缩	散发性成年起病型共济失调	中毒性共济失调	免疫介导性共济失调	感染/感染后疾病	颅脑创伤	新生性疾病	内分泌代谢异常疾病
相同点	临床表现	共济运动障碍									
	影像学	头部 MRI 可发现小脑萎缩									
不同点	病因	遗传性共济失调致病基因突变	遗传性痉挛性截瘫致病基因突变	病因未明	病因未明	酒精、药物、重金属等毒物	免疫异常	感染	外伤	肿瘤	内分泌代谢异常
	诊断方式	基因诊断	基因诊断	排除遗传性及其他获得性因素	排除遗传性及其他获得性因素	排除遗传性因素，有中毒证据	排除遗传性因素，有免疫异常证据	排除遗传性因素，有感染证据	排除遗传性因素，有外伤史	排除遗传性因素，高度怀疑/确诊肿瘤	排除遗传性因素，有内分泌代谢异常证据
	治疗	对症治疗	对症治疗	对症治疗	对症治疗	病因治疗	免疫抑制治疗	抗感染治疗	手术治疗	手术、放化疗	病因治疗

（2）同时，如果临床上碰到一个小脑性共济失调患者，我们还可以从以下几个方面进行分析：

1）头 MRI 显示小脑是否萎缩

①小脑萎缩：遗传性共济失调，如 SCA；神经变性性疾病，如 MSA。

②小脑未萎缩：脑血管病，如小脑梗死、出血；占位性疾病，如小脑肿瘤；免疫性疾病，如副肿瘤综合征、Miller‑Fisher综合征等；感染性疾病，如小脑脓肿、小脑炎；内分泌异常，如甲状腺功能减低。

③可表现为萎缩亦可表现为未萎缩：中毒性疾病，如酒精、药物、重金属、有机溶剂等；代谢性疾病，如维生素 E、B_1 缺乏等疾病。

2）起病形式

①急性起病：脑血管病，如小脑梗死、出血；免疫性疾病，如 Miller‑Fisher 综合征；感染性疾病，如小脑脓肿、小脑炎；外伤。

②亚急性起病：免疫性疾病，如副肿瘤综合征。

③慢性起病：遗传性疾病，如 SCAs、FRDA 等；神经变性性疾病，如 MSA；中毒与代谢性疾病；内分泌异常；占位性疾病。

3）家族史：阳性家族史多见于 SCA。

综上所述，该患者头核磁可见小脑萎缩，需考虑遗传性共济失调如 SCA 和神经变性性疾病如 MSA，起病形式为慢性起病，具有阳性家族史，考虑诊断为 SCA，结合基因检测结果，综合诊断为 SCA3 型。

疾病介绍

遗传性共济失调

【概述】

遗传性共济失调（hereditary ataxia，HA）是一大类具有高度临床和遗传异质性、病死率和病残率较高的遗传性神经退行性疾病，

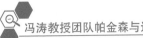

约占神经系统遗传性疾病的 10%~15%。HA 多于 20~40 岁发病，但也有婴幼儿及老年发病者，临床上以共济运动障碍为主要特征，可伴有复杂的神经系统损害，如锥体束、锥体外系、大脑皮质、脊髓、脑神经、脊神经、自主神经等症状，亦可伴有非神经系统表现如心脏病变、内分泌代谢异常、骨骼畸形、皮肤病变等。HA 的遗传方式以常染色体显性遗传（autosomal dominant，AD）为主，部分可呈常染色体隐性遗传（autosomal recessive，AR），极少数为 X－连锁遗传（X－linked）和线粒体遗传（mitochondrial）。

常染色体显性遗传性小脑性共济失调（autosomal dominant cerebellar ataxia，ADCA）包括脊髓小脑性共济失调（spinocerebellar ataxia，SCA）和发作性共济失调（episodic ataxia，EA），SCA 还包括齿状核红核苍白球路易体萎缩（dentatorubral－pallidoluysian atrophy）。

常染色体隐性遗传小脑性共济失调（autosomal recessive cerebellar ataxia，ARCA）包括以共济失调为主要特征的类型，如弗里德赖希共济失调（Friedreich ataxia，FRDA）、共济失调毛细血管扩张症（ataxia telangiectasia，AT）等，和以其他临床表现为主要特征同时伴有共济失调的类型，如 Joubert 综合征等。

X－连锁小脑性共济失调：包括肾上腺脑白质营养不良（adrenoleukodystrophy）、脆性 X 相关震颤/共济失调综合征（fragile X－associated tremor/ataxia syndrome）等。

线粒体遗传小脑性共济失调：包括肌阵挛性癫痫伴破碎红纤维（myoclonic epilepsy with ragged red muscle fibers）综合征、线粒体脑肌病伴乳酸血症和卒中样发作（mitochondrial myopathy，encephalopathy，lactic acidosis and stroke－like episodes）综合征等。

笔记

【发病机制】

迄今为止，ADCA致病基因位点已发现约45个，其中35个已被克隆，主要包括由致病基因编码区三核苷酸异常重复扩展突变导致的亚型、致病基因非编码区三核苷酸或多核苷酸异常重复扩展突变导致的亚型、致病基因编码区非核苷酸异常重复扩展突变（点突变、插入/缺失突变等）导致的亚型等。ARCA致病基因位点已发现约70个，至少50个已被克隆，主要由致病基因内含子三核苷酸重复突变、致病基因编码区点突变、插入/缺失突变、拷贝数变异等所致。

【临床表现】

1. 神经系统的临床表现

（1）运动障碍表现：①共济运动障碍：步态不稳是最常见的首发症状，表现为醉酒样或剪刀步伐；吐词不清表现为爆发性言语或吟诗样言语；吞咽困难和饮水呛咳也较明显，常由于球部肌肉协调运障碍导致；书写障碍表现为"书写过大症"；眼球震颤表现为水平性、垂直性、旋转性或混合性眼球震颤等；眼球运动障碍可表现为核上性眼肌麻痹、注视麻痹、慢眼动等；指鼻试验表现为指鼻不准；轮替试验表现为动作缓慢、节律不均；跟膝胫试验表现为抬腿和触膝动作不稳；闭目难立征可表现睁眼和闭眼均站立不稳；震颤可表现为运动性震颤、姿势性震颤或意向性震颤，若伴有锥体外系损害，可出现静止性震颤。②锥体束受损表现：表现为躯干及肢体肌张力增高、腱反射活跃或亢进、髌阵挛和踝阵挛、巴宾斯基征阳性等；行走时呈痉挛性步态。③锥体外系受损表现：可伴发帕金森病样表现；或出现面、舌肌搐颤，手足徐动症、扭转痉挛、舞蹈样动作等。

笔记

（2）大脑皮层受损表现：可伴发癫痫、认知障碍（注意力、记忆力受损，任务执行功能下降等）、肌阵挛、精神行为异常（抑郁、睡眠障碍、偏执倾向等）。

（3）其他神经系统受损表现：①脑神经病变：视神经及视网膜病变，包括原发性视神经萎缩、视网膜色素变性等；可伴发听力障碍及嗅觉异常；②自主神经病变：可伴发自主神经功能紊乱；③其他周围神经病变：可伴发感觉性、感觉－运动性、轴索性周围神经病等。

2. 神经系统以外的临床表现

（1）心脏病变：表现为心肌肥厚、房室传导阻滞等。

（2）代谢异常：表现为糖代谢异常、脂肪酸代谢异常、磷脂代谢异常、脂蛋白代谢异常、维生素代谢异常等。

（3）骨骼畸形：表现为脊柱侧弯或后侧凸等。

（4）皮肤病变：表现为球结膜和面颈部皮肤毛细血管扩张、皮肤鱼鳞症等。

【辅助检查】

1. 血清学检测

某些患者出现血糖、血脂、血维生素 E 或植烷酸水平等异常。

2. 神经电生理学检查

部分患者出现体感诱发电位、听觉诱发电位、视觉诱发电位、眼震电图、神经肌电图等异常。

3. 常规影像学检查

头 CT 或 MRI 检查可显示小脑或脑干不同程度萎缩，部分患者可见颈髓萎缩。

4. 功能影像学检查

某些患者脑磁共振波谱（MRS）可显示小脑 N – 乙酰天门冬氨酸/肌酸和 N – 乙酰天门冬氨酸/胆碱比值显著降低；某些患者脑单光子发射计算机断层成像（SPECT）或 PET 检查可显示小脑、脑干、基底节等部位的局部脑血流量、氧代谢率和葡萄糖代谢率显著降低。

【量表评估】

世界神经病学联盟共济失调神经药理委员会（The Ataxia Neuropharmacology Committee of the World Federation of Neurology）于 1997 年建立了国际协作共济失调评估量表（Internatinal Cooperative Ataxia Rming Scale，ICARS）。ICARS 分为 4 个部分，分别评估姿势（22 分）和步态（12 分），肢体运动功能（5 分），语言障碍（8 分）和眼球运动障碍（6 分）。

2006 年德国波恩医学院 Klockgether 研究组联合欧洲的多个研究组建立了另一个共济失调评估量表：Scale for the Assessment and Rating of Ataxia（SARA），该量表分为 8 个检测项目，包括步态、站立姿势、坐姿、言语、手指跟踪、指鼻试验、快速轮替和跟膝胫试验。

【治疗原则】

根据中华医学会神经病学分会神经遗传学组——遗传性共济失调诊断与治疗专家共识：目前尚无能够完全阻止病情进展的方案，尚无有效的病因治疗，临床上仍以对症和支持治疗为主，许多药物治疗尚缺乏循证医学的证据，以临床经验治疗为主，主要目标是减轻症状、延缓病情进展，改善日常生活自理能力。

1. 对症治疗

（1）共济失调症状：5－羟色胺受体激动剂，丁螺环酮、坦度螺酮、利鲁唑可部分改善症状。

（2）锥体外系症状：左旋多巴及其复合制剂、苯海索、金刚烷胺等可部分改善症状。

（3）痉挛症状：可选用巴氯芬、加巴喷丁、巴氯芬等。

（4）肌阵挛症状：首选氯硝西泮等。

（5）癫痫：可选用丙戊酸钠、奥卡西平、卡马西平、托吡酯、左乙拉西坦等。

（6）认知功能障碍：可选用多奈哌齐和美金刚等。

（7）抑郁症：首选选择性5－羟色胺再摄取抑制剂（SSRI）类抗抑郁药物，如帕罗西汀、舍曲林、西酞普兰。

2. 其他药物治疗

（1）神经保护剂：可试用辅酶Q_{10}、艾地苯醌、丁苯酞、海藻糖等。

（2）氨基酸类：N－甲基－D－天冬氨酸（NMDA）受体变构激活剂D－环丝氨酸可部分改善躯体共济失调症状，支链氨基酸如亮氨酸、异亮氨酸等可部分改善SCA6患者症状。

（3）维生素类：可试用B族维生素、维生素E等；选择性维生素E缺乏性共济失调者首选维生素E。

3. 非药物治疗

（1）神经康复：步态不稳者可通过持续平衡功能锻炼予以改善；构音障碍者可通过言语训练矫正发音。

（2）经颅磁刺激：经颅磁刺激可部分改善共济失调症状。

（3）心理治疗。

4. 基因治疗和干细胞移植治疗

具有广阔的应用前景，有待于进一步研发。目前国内已有部分单位开展了干细胞移植治疗，但在使用的细胞及操作上尚不够规范，需不断提高其科学性和安全性。

参考文献

1. Sakai T, Kawakami H. Machado－Joseph disease：A proposal of spastic paraplegic subtype. Neurology, 1996, 46（3）：846－867.

2. Kaneko A, Narabayashi Y, Itokawa K, et al. A case of Machado－Joseph disease presenting with spastic paraparesis. J Neurol Neurosurg Psychiatry, 1997, 62（5）：542－543.

3. Teive HA, Iwamoto FM, Camargo CH, et al. Machado－Joseph disease versus hereditary spastic paraplegia：case report. Arq Neuropsiquiatr, 2001, 59（3－B）：809－811.

4. 中华医学会神经病学分会神经遗传学组. 遗传性共济失调诊断与治疗专家共识. 中华神经科杂志，2015，48（6）：459－463.

（曹振汤）

病例 9
脊髓小脑性共济失调
合并帕金森综合征

病历摘要

患者女性，52岁。主诉："肢体抖动9年，运动迟缓8年，步态不稳5年"。

患者于9年前无明显诱因出现右下肢抖动，逐渐发展至头部、下颌、右上肢和左侧肢体，静止时明显，紧张时加重，活动时减轻。自8年前出现运动迟缓，精细动作缓慢，系纽扣、鞋带、穿衣服和穿鞋等精细动作缓慢，表情减少，讲话变慢、吐字不清。服用美多芭125mg/次，每日2次（早、晚饭前1小时），服药后1小时起效，维持4~5小时。于6年前出现四肢僵硬，以右下肢为著，晨起加重，书写困难，写字越写越小，头向前倾，扭头和

笔记

转身困难，身体发僵感。自 5 年前出现步态不稳，双上肢摆臂动作减少，双下肢拖曳，右侧为著，小碎步，步伐前冲。左腿和右膝疼痛，服用美多芭不能缓解。于 3 年余前出现流涎。近 2 个月曾向前跌倒 2 次。美多芭剂量逐渐增加，期间曾尝试息宁、苯海索和金刚烷胺，具体剂量不详，自述对抖动和运动迟缓均有一定疗效，但无法改善步态不稳。目前服用美多芭 187.5mg/次，每日 4 次（三餐前 1 小时和睡前），吡贝地尔缓释片 50mg/次，每日 2 次（早、晚饭前）。服用美多芭 1.5 小时后起效，可维持 3~4 小时，存在明显剂末现象，表现为严重的肢体抖动和行走困难。无异动现象。病程中自 9 年前出现焦虑和抑郁情绪，于 8 年前服用帕罗西汀 20mg/天，患者感觉有效。自 5 年前出现近期记忆减退。于 3 年前出现饮水呛咳。自 2 年前出现幻听，表现为听见烧水的水壶响。于 1 年前曾出现小便失禁，表现为来不及上厕所时漏尿，近 1 个月好转。近 1 个月来大便费力，每天 1 次大便，不服用通便药。无嗅觉减退、睡眠中大喊大叫、肢体乱动和体位性头晕。为进一步诊治收入院。

既往史及个人史：糖尿病 2 年，未规律服药，血糖控制不佳。幼年曾有煤气中毒史，当时昏迷，未去医院。曾吸烟 20 年，约 4 支/天，于 1 年前戒烟。

家族史：妹妹于 30 岁有小脑萎缩，表现为走路不稳，现已去世。父亲年轻时有"工伤"，后长期卧床，已去世。母亲体健。其余亲属无类似病史。

【入院查体】

右侧卧位血压 128/65mmHg，心率 102 次/分，右侧立位血压 116/91mmHg，心率 119 次/分。内科系统未见明显异常。神经系统查体（服用美多芭后 4 小时）：神志清楚，言语流利，时间、地点、人物定向力可，记忆力、计算力减退。双侧瞳孔等大等圆，直径 3mm，双侧瞳孔直接及间接对光反射灵敏，眼球各项运动充分，可见自发水平眼震。双侧面部针刺觉对称，双侧角膜反射正常引出，双侧咀嚼对称有力。双侧额纹、面纹对称，闭目及示齿有力。双耳粗测听力可。双侧软腭上抬有力，双侧咽反射存在。双侧转颈、耸肩有力，伸舌居中，未见舌肌纤颤。四肢肌容积正常，四肢肌力 V 级，四肢肌张力轻度增高。双侧指鼻、跟膝胫试验欠稳准，闭目难立征睁眼和闭眼均阳性。四肢可见静止性、姿势性震颤。不能独立行走，后拉试验阳性。双侧针刺觉及音叉振动觉对称。四肢腱反射对称引出。双侧掌颏反射、Hoffmann 征阴性。左侧巴氏征阳性，右侧巴氏征阴性。颈软，脑膜刺激征阴性。

【实验室检查】

血液系统：维生素 B_{12}（1581pg/ml）↑；生化全项：葡萄糖（13.95mmol/L）↑、尿酸（128.8μmol/L）、总胆固醇（5.71mmol/L）↑、低密度脂蛋白（3.94mmol/L）↑和载脂蛋白 - B（1.57g/L）↑；糖化血红蛋白（8.9%）↑；血尿便常规未见明显异常；凝血象、红细胞沉降率、类风湿因子、抗链球菌溶血素 O 试验、甲状腺功能未见异常。

肛门括约肌肌电图：未见明确神经源性受累，时限10.9ms，卫星电位5%。

黑质超声：黑质回声强度Ⅱ级。

头颅核磁：脑实质未见异常，阅片可见小脑萎缩（图9-1）。

18 - FDG PET 示葡萄糖代谢未见减低（图9-2）。

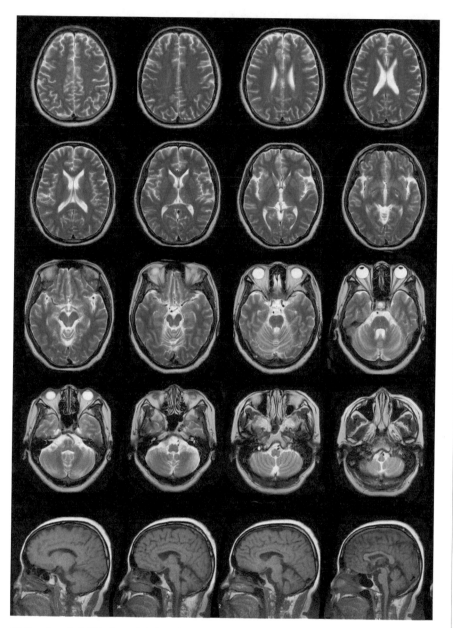

图9-1　头MRI示：左侧丘脑腔隙灶，双侧额叶皮层下半点状脱髓鞘样改变，小脑脑沟增宽，部分空蝶鞍，双侧上颌窦炎

11C-β-CFT PET示：双侧壳核多巴胺转运蛋白分布少，右侧为著（图9-3）。

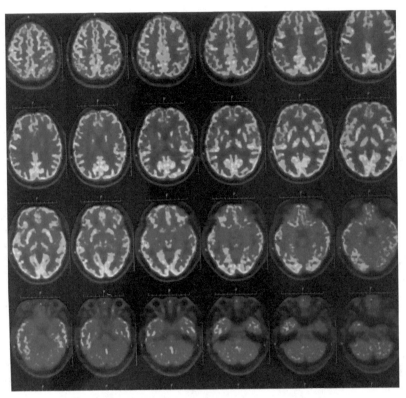

图 9-2 头 FDG - PET 示：葡萄糖代谢未见减低

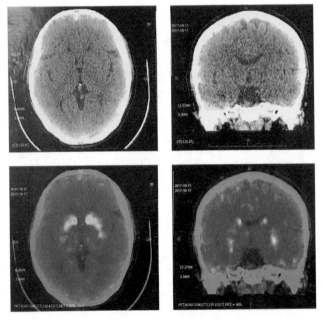

图 9-3 DAT - PET 示：双侧壳核多巴胺转运蛋白分布减少，以右侧为著

行多巴胺能药物测评

美多芭 250mg 测评结果如下：

基线 UPDRS Ⅲ评分 66 分，卧位血压 129/91mmHg，立位血压 123/63mmHg，右侧对指计数 85 次/分，左侧对指计数 59 次/分。

服药后 1 小时 UPDRS Ⅲ评分 24 分，改善率 66.7%，卧位血压 121/77mmHg，立位血压 108/73mmHg，右侧对指计数 133 次/分，左侧对指计数 136 次/分。

服药后 2 小时 UPDRS Ⅲ评分 28 分，改善率 57.6%，卧位血压 112/68mmHg，立位血压 107/67mmHg，右侧对指计数 145 次/分，左侧对指计数 160 次/分。

服药后 3 小时 UPDRS Ⅲ评分 25 分，改善率 62.1%，卧位血压 126/83mmHg，立位血压 114/76mmHg，右侧对指计数 149 次/分，左侧对指计数 98 次/分。

服药后 4 小时 UPDRS Ⅲ评分 92 分，患者卧立位血压和对指计数因抖动剧烈无法配合。

为进一步明确诊断，行基因检测：检测帕金森与共济失调综合征基因包，采用安捷伦外显子芯片捕获＋高通量测序方法，以及 PCR＋毛细管电泳验证动态突变－SCA 三核苷酸重复，检测结果提示：ATXN3 基因一个等位基因 CAG 重复次数超出正常范围，为 66 次，符合脊髓小脑性共济失调 3 型（spinocerebellar ataxia 3，SCA3）致病特征。经家系验证，先证者儿子 ATXN3 基因一个等位基因 CAG 重复次数超出正常范围，为 68 次（图 9 - 4）。

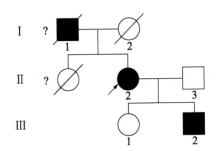

亚型	致病基因	致病重复次数	DNA长度（bp）		CAG重复计算公式	CAG重复次数	
SCA1	ATXN1	45-91	200	203	（DNA长度-125）/3	25	26
SCA2	ATXN2	33-77	190	198	（DNA长度-131）/3	20	23
SCA3	ATXN3	52-86	242	397	（DNA长度-199）/3	14	66
SCA6	CACNA1A	20-33	108	131	（DNA长度-102）/3	2	10
SCA7	ATXN7	37-460	292	292	（DNA长度-278）/3	5	5
SCA12	PPP2R2B	51-86	150	170	（DNA长度-122）/3	9	16
SCA17	TBP	49-66	220	223	（DNA长度-120）/3	33	34
DRPLA	ATN1	48-93	255	259	（DNA长度-217）/3	13	14

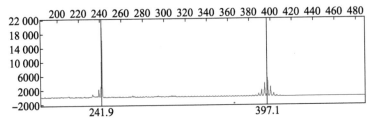

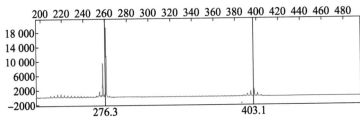

亚型	致病基因	致病重复次数	DNA长度（bp）		CAG重复计算公式	CAG重复次数	
SCA3	ATXN3	52-86	276	403	（DNA长度-199）/3	26	68

图9-4　家系图和基因检测

注：患者家系符合常染色体显性遗传模式，患者 ATXN3 基因一个等位基因 CAG 重复次数超出正常范围，为 66 次，符合 SCA3 致病特征。患者之子 ATXN3 基因一个等位基因 CAG 重复次数超出正常范围，为 68 次，符合 SCA3 致病特征。

【定位诊断】

1. 锥体外系（黑质-纹状体系统）

患者临床表现为肢体抖动、运动迟缓、肢体僵硬和行走困难，查体可见运动迟缓，静止性和姿势性震颤，符合锥体外系受累表现，且患者主要表现为运动过少-肌强直，故定位于黑质-纹状体系统。

2. 小脑及其联络纤维

患者表现为站立不稳，查体可见闭目难立征睁眼和闭眼阳性，双侧指鼻试验欠稳准，跟膝胫试验欠稳准，轮替动作欠灵活，结合头核磁阅片可见小脑萎缩，故考虑小脑及其联络纤维受累。

3. 锥体束

患者查体提示左侧巴氏征阳性，考虑右侧锥体束受累，故定位。

【定性诊断】

1. 帕金森综合征

根据2015 MDS帕金森病诊断标准，本患者存在静止性震颤、肌强直和运动迟缓，符合帕金森综合征诊断标准。患者同时存在小脑共济失调，虽对多巴胺能药物反应良好，但存在帕金森病诊断标准中的绝对排除标准，故目前无法诊断帕金森病。

2. 遗传性共济失调

根据中国2015遗传性共济失调诊断与治疗专家共识，遗传性共济失调临床诊断包括：

（1）缓慢发生、进展性、对称性共济失调。

（2）遗传家族史：典型的遗传家族史是确诊的重要依据，对于

147

家族史不详的病例（如上一代去世早），需要排除常染色体显性遗传（autosomal dominant，AD）模式；大部分常染色体隐性遗传小脑性共济失调（autosomal recessive cerebellar ataxia，ARCA）可能没有近亲婚配及同胞患病，可根据发病年龄和病程特点判断。

（3）辅助检查（血清学检测、神经电生理学检查、影像学检查等）的支持证据。

根据此诊断标准，本患者存在缓慢发生、进展性、对称性共济失调，有明确家族史，基因检测发现 *ATXN3* 基因一个等位基因 CAG 重复次数超出正常范围，为 66 次，符合 SCA3 致病特征，头 MRI 可见明确小脑萎缩，且综合血清学检测、神经电生理检查等排除其他病因，故诊断为遗传性共济失调。

【治疗过程】

患者诊断为遗传性共济失调（SCA3）合并帕金森综合征。根据中国 2015 遗传性共济失调诊断与治疗专家共识，治疗包括以下几部分：

1. 治疗原则

目前尚无能够完全阻止病情进展的方案，尚无有效的病因治疗，临床上仍以对症和支持治疗为主，许多药物治疗尚缺乏循证医学的证据，以临床经验治疗为主，主要目标是减轻症状、延缓病情进展，改善日常生活自理能力。

2. 对症治疗

（1）共济失调症状：5 - 羟色胺 1A 受体激动剂、丁螺环酮、坦度螺酮、利鲁唑可部分改善症状。

（2）锥体外系症状：左旋多巴及其复合制剂、苯海索、金刚烷胺等可部分改善症状。

（3）痉挛症状：可选用巴氯芬、加巴喷丁、巴氯芬等。

（4）肌阵挛症状：首选氯硝西泮等。

（5）癫痫：可选用丙戊酸钠、奥卡西平、卡马西平、托吡酯、左乙拉西坦等。

（6）认知功能障碍：可选用多奈哌齐和美金刚等。

（7）抑郁症：首选选择性五羟色胺再摄取抑制剂（SSRI）类抗抑郁药物，如帕罗西汀、舍曲林、西酞普兰等。

3. 其他药物治疗

（1）神经保护剂：可试用辅酶 Q_{10}、艾地苯醌、丁苯酞、海藻糖等。

（2）氨基酸类：N－甲基－D－天冬氨酸（NMDA）受体变构激活剂 D－环丝氨酸可部分改善躯体共济失调症状，支链氨基酸如亮氨酸、异亮氨酸等可部分改善 SCA6 患者症状。

（3）维生素类：可试用 B 族维生素、维生素 E 等；选择性维生素 E 缺乏性共济失调者首选维生素 E。

4. 非药物治疗

（1）神经康复：步态不稳者可通过持续平衡功能锻炼予以改善；构音障碍者可通过言语训练矫正发音。

（2）经颅磁刺激：经颅磁刺激可部分改善共济失调症状。

（3）心理治疗。

该患者诊断为帕金森综合征合并遗传性共济失调，左旋多巴测评提示患者对左旋多巴类药物反应良好，因此应用治疗方案：美多芭 187.5mg，每日 3 次（三餐前 1 小时）、美多芭 187.5mg（睡前）、美多芭 125mg（凌晨 2 点）、吡贝地尔缓释片 50mg，每日 3 次（三餐后 1 小时）、柯丹（恩他卡朋片）0.1g，每日 3 次（三餐前 1

小时）改善锥体外系症状，结合神经康复和心理治疗。患者症状控制良好，遂出院。

讨论与分析

【病例特点】

（1）中老年女性，隐匿起病，慢性进展性病程。

（2）以肢体抖动、运动迟缓、肌肉发僵，伴步态不稳为主要表现。

（3）体检提示：四肢肌张力轻度增高。双侧指鼻、跟膝胫试验欠稳准，闭目难立征睁眼和闭眼均阳性。四肢可见静止性、姿势性震颤。不能独立行走，后拉试验阳性。

（4）多巴胺能药物测评提示：250mg 美多芭最佳改善率 66.7%。

（5）DAT – PET 提示：双侧壳核多巴胺转运蛋白分布减少。

（6）基因检测提示：*ATXN3* 基因一个等位基因 CAG 重复次数超出正常范围，为 66 次，符合 SCA3 致病特征。

【诊疗思路】

帕金森综合征的鉴别诊断：本例患者临床表现为中老年起病的共济失调合并左旋多巴反应性帕金森综合征，隐匿起病，缓慢进展，在基因检查明确诊断前，引起帕金森综合征的原因需鉴别是帕金森病抑或其他帕金森综合征。

1. 原发性帕金森病

根据 MDS 2015 年帕金森病诊断标准，要求临床确诊帕金森病需同时符合：无绝对排除标准，至少 2 条支持标准，无警示征象；

临床可能的帕金森病需满足：无绝对排除标准，1 条警示征象需对应 1 条支持标准抵消，不超过 2 条警示征象。

其中，支持标准为：

（1）对于多巴胺替代治疗有明确显著的获益。治疗初期，患者的相关功能可恢复正常或接近正常。在无法对治疗初期反应进行详细描述及记录的情况下，显著的疗效及获益可定义为：

①随着用药剂量的增加出现明显的疗效提升或随着剂量减少出现明显的疗效下降，轻微的疗效变化除外。用主观（根据可靠的患者或看护提供的疗效记录）或客观（UPDRS Ⅲ 的评分变化 >30%）的方法将疗效记录在案。

②明确的开 - 关现象，并在某一时刻出现可预测的剂末现象。

（2）出现左旋多巴诱导的异动症。

（3）临床检查的记录（过去或现在）中出现某一肢体的静止性震颤。

（4）出现嗅觉减退或 MIBG 造影发现心交感神经功能减退。

绝对排除标准为：

（1）明确的小脑功能障碍，例如小脑步态，肢体性共济失调，或小脑眼球运动功能障碍（如持续的凝视诱发性眼震，巨大的方波急跳，过度扫视）。

（2）向下垂直的核上性凝视麻痹，或选择性向下垂直扫视速度减慢。

（3）诊断为可能的行为变异型额颞叶痴呆或原发性进行性失语，具体诊断过程依照相应的诊断标准，并在疾病病程 <5 年内进行。

（4）超过 3 年但帕金森样症状仍仅局限于下肢。

（5）有使用多巴胺受体阻滞剂或多巴胺耗竭剂治疗相关疾病的

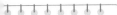 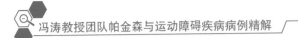

病史，并且用药剂量及时间与药物诱导的帕金森综合征相符。

（6）尽管病情严重程度属中等或以上，但对于高剂量的左旋多巴治疗（日剂量超过600mg左旋多巴）反应不明显。

（7）明确的皮层感觉减退（如皮肤书写觉，具有完整初级感觉形式的实体觉），失用症或进行性失语症。

（8）正常的突触前多巴胺能系统功能显像。

（9）病史中有其他相关的病因记录，该病因被证明能够引起帕金森综合征并与患者的症状具有合理的相关性，或者专家经过体格检查和全套评估后认为该病因比帕金森病更可能成为患者出现帕金森综合征的原因。

警示征象为：

（1）快速进展的步态损害，病程5年内达到需要常规使用轮椅的程度。

（2）运动症状在前5年的病程内完全没有进展，但需除外的是：病情稳定是因为采取了相关的治疗措施。

（3）在病程前5年内出现的延髓功能障碍，定义为出现以下症状中的一种：重度发声困难，构音障碍（多数时间说话令人费解），或严重吞咽困难（需食用软性食物，借助鼻胃管或接受胃造口术进食）。

（4）吸气功能障碍，其定义为白天或夜晚发生的吸气时喘鸣或频繁发生的叹息样的吸气。

（5）在病程前5年中出现严重的自主神经衰竭，包括以下任意一项或两项：

①体位性低血压——直立后3分钟内收缩压下降至少30mmHg或舒张压下降至少15mmHg，并排除脱水，药物及其他可能解释自主神经功能障碍的疾病的影响。

笔记

②在病程前5年中出现重度尿潴留或尿失禁，女性患者需排除由于长时久站造成的少量压力性尿失禁，以及非单纯的功能性尿失禁，即无法在合理时间内到达洗手间造成的尿失禁。在男性患者中，需排除由于前列腺疾病引起的尿失禁，并且需伴随勃起功能障碍。

（6）病程前3年内反复出现由于平衡损害造成的跌倒（每年＞1次）。

（7）在病程前10年内出现不成比例的颈部前倾（本质为肌张力障碍）或者手足挛缩。

（8）5年病程内未出现任何常见的非运动症状，包括：

①睡眠障碍：保持睡眠障碍性失眠，白天过度困倦，快动眼睡眠期行为障碍的相关症状

②自主神经功能障碍：便秘，日间尿频尿急（并非单纯夜尿增多），伴有相关症状的体位性低血压。

③嗅觉减退。

④精神障碍：抑郁，焦虑，出现幻觉。

（9）其余难以解释的锥体束征，定义为明显的病理反射亢进（需排除由于肢体受累程度的不对称性造成的轻度反射的不对称，以及孤立的跖伸肌的反应）。

（10）病程中帕金森综合征症状保持双侧对称。起病时病人及其陪护均未发现某一肢体受累更为严重，在客观的检查中也未发现某侧肢体受累更为严重。

本患者服用美多芭后症状缓解，出现明显剂末现象，符合支持标准（1）；患者入院查体存在四肢静止性震颤符合支持标准（3）；患者入院查体存在自发眼震，存在肢体性共济失调，存在小脑功能障碍，符合绝对排除标准（1）。故不考虑为原发性帕金森病。

2. 多系统萎缩

多系统萎缩（multiple system atrophy，MSA）是一种中老年起病的、散发的、逐渐进展的神经变性疾病，临床表现包括自主神经功能障碍、帕金森综合征、小脑性共济失调以及锥体束征。分两种亚型：以帕金森症状为主要表现的帕金森型（MSA－P）及以小脑共济失调症状为主要表现的小脑型（MSA－C）。MSA 的年发病率为 2.4/10 万。超过 40 岁人群患病率为 7.8/10 万。

MSA 的诊断目前主要参考 2008 年 Gilman 等提出的第 2 版诊断标准和 2017 年中华医学会神经病学分会帕金森病及运动障碍学组提出的多系统萎缩诊断标准中国专家共识，将 MSA 分为"很可能的""可能的""确诊的"3 个等级。

（1）很可能的 MSA 诊断标准：

散发性、进展性、30 岁以上的成年起病：

①具有下面两项之一：

左旋多巴反应不良的帕金森综合征（运动迟缓合并肌强直、震颤或者姿势不稳）。

小脑综合征（步态性共济失调合并小脑性构音障碍、肢体共济失调或者小脑性动眼障碍）。

②至少有 1 项以下自主神经功能障碍表现：

尿失禁（不能控制膀胱排尿，男性合并勃起功能障碍）。

体位性低血压（站立 3 分钟内收缩压下降 ≥30mmHg 或者（和）舒张压下降 ≥15mmHg）。

（2）可能的 MSA 诊断标准：

散发性、进展性、30 岁以上的成年起病：

①具有下面两项之一：

左旋多巴反应不良性帕金森综合征（运动迟缓合并肌强直、震颤或者姿势不稳)。

小脑性综合征(姿势共济失调合并小脑性构音障碍、肢体性共济失调或者小脑性动眼障碍)。

②至少有下面一项提示自主神经功能障碍的表现:

无法用其他原因解释的尿急、尿频或者膀胱排空障碍、男性勃起障碍。

体位性低血压,但未达到很可能的 MSA 中的诊断标准。

③至少有下列一项表现:

可能的 MSA – P 或者 MSA – C:巴氏征阳性伴腱反射活跃;喘鸣。

可能 MSA – C:帕金森综合征(运动迟缓和肌强直);MRI 上可见壳核、小脑中脚或者脑桥萎缩;FDG – PET 上可见壳核、脑干或小脑低代谢;SPECT 或者 PET 可见突触前黑质纹状体代谢障碍。

可能 MSA – P:快速进展的帕金森综合征;左旋多巴反应不良;在运动症状发作 3 年内出现姿势不稳;小脑功能障碍如步态性共济失调,小脑性构音障碍,肢体共济失调或者小脑性动眼障碍;运动症状发作 5 年内出现吞咽障碍;MRI 上可见壳核、小脑中脚、脑桥或者小脑萎缩;FDG – PET 上可见壳核、脑干或者小脑低代谢。

(3)确诊的 MSA 诊断标准:

需经尸检脑组织病理证实少突胶质细胞胞浆内存在以 α – 突触核蛋白为主要成分的嗜酸性包涵体(GCIs),并伴有橄榄脑桥小脑萎缩或黑质纹状体变性。

该患者为老年女性,慢性起病,进展性病程,存在帕金森综合征,对左旋多巴反应良好,存在肢体共济失调、小便失禁和左侧巴氏征阳性,符合可能的多系统萎缩诊断标准。但患者妹妹却存在小脑萎缩和共济失调，需进一步完善基因检测以明确诊断，与遗传性共济失调鉴别。

3. 存在遗传性因素的帕金森综合征

存在遗传性因素的帕金森综合征有很多类型，包括脊髓小脑性共济失调、肌张力障碍、额颞叶痴呆、肝豆状核变性、脑铁沉积病、痉挛性截瘫 11 型、亨廷顿舞蹈病等。这些疾病均有遗传基因的突变，表现为本身疾病特点的同时可合并有帕金森综合征表现，如运动迟缓、肢体抖动和肌强直等，大部分对左旋多巴药物反应欠佳，但也有部分患者对于左旋多巴类药物反应良好。诊断该类疾病时，需要结合患者的起病年龄、临床表现和家族病史。这些患者的临床表现除了帕金森综合征外，可能合并明显的共济失调、认知功能障碍、精神障碍、肌张力障碍等，查体可发现锥体束征、K－F环等。辅助检查可发现头 MRI 显示脑萎缩（可包括大脑皮层和小脑）、脑干异常信号（如肝豆状核变性）。患者的上述表现往往无法符合原发性帕金森病的诊断标准，也不符合继发性帕金森综合征或帕金森叠加综合征，这个时候需要给予患者进行基因检测进一步明确。结合本病患者，表现为帕金森综合征的同时有明显的小脑异常，其家族中有妹妹是小脑萎缩的病史，故考虑为存在遗传性因素的帕金森综合征，基因检测确诊为 SCA3。下表列举了存在遗传性因素的帕金森综合征类型（表 9 - 1）。

表 9 - 1　存在遗传性因素的帕金森综合征

疾病	致病基因	染色体定位	遗传方式
脊髓小脑性共济失调 2 型（SCA2）	*SCA2*	12q24. 12	AD
脊髓小脑性共济失调 3 型（SCA3）	*SCA3*	14q32. 12	AD
脊髓小脑性共济失调 6 型（SCA6）	*CACNA1A*	19p13	AD
脊髓小脑性共济失调 12 型（SCA12）	*PPP2R2B*	5q32	AD
脊髓小脑性共济失调 17 型（SCA17）	*TBP*	6q27	AD

（续）

疾病	致病基因	染色体定位	遗传方式
脊髓小脑性共济失调 21 型（SCA21）	—	7p21.3 – p15	AD
多巴反应性肌张力障碍（DRD）	GCH1	14q22.2	AD
肌张力障碍 3 型（DYT3）	TAF1，TAF1/DYT3	Xq13.1	X – 连锁
肌张力障碍 5 型（DYT5）	TH	11p15.5	AR
肌张力障碍 12 型（DYT12）	ATP1A3	19q13.2	AD
肌张力障碍 16 型（DYT16）	PRKRA	2q31.2	AR
额颞叶痴呆（FTD）	FUS，MAPT，GRN	16p11.2	AD
额颞叶痴呆 3 型（FTD – 3）	CHMP2B	3p11.2	AD
连锁于 17 号染色体伴帕金森综合征的额颞叶痴呆（FTDP – 17U）	PGRN	17q21.31	AD
9 号染色体短臂连锁的额颞叶痴呆/肌萎缩侧索硬化（9p – linked FTD/ALS）	C9ORF72	9p21.2	AD
Perry 综合征（Perry syndrome）	DCTN1	2p13.1	AD
神经铁蛋白病（Neuroferritinopathy）	FTL	19q13.33	AD
亨廷顿舞蹈病（Huntington disease）	HTT	4p16.3	AD
痉挛性截瘫 11 型（SPG 11）	Spatacsin	15q21.1	AR
肝豆状核变性（Wilson's disease）	ATP7B	13q14.3	AR
尼曼 – 皮克病（Niemann – Pick disease）	NPC1	18q11.2	AR
泛酸激酶相关的神经退行性疾病（PKAN）	PANK2	20p13	AR
脆性 X 相关震颤共济失调综合征（Fragile X tremor ataxia syndrome）	FMR1	Xq27.3	X – 连锁
复合酶 I 病（Complex 1）	ND4	—	线粒体遗传

📋 疾病介绍

脊髓小脑性共济失调合并帕金森综合征

SCA 是一组进行性、常染色体显性遗传性疾病，主要影响小脑及其联系结构，共济失调是其主要临床表现，锥体外系症状也可出现于多种亚型。SCA3 是第一个发现合并帕金森综合征的 SCA 亚型，SCA2 是目前报道最多的合并帕金森综合征的 SCA 亚型，另外

笔记

SCA6、SCA8、SCA17 均可合并帕金森综合征。

1. SCA2

第一个报道 SCA2 合并帕金森综合征的是一个中国家系，帕金森综合征表现为进行性核上性麻痹（PSP）和帕金森病（PD），对 4 代中 58 个家族成员进行筛查，其中 11 个患病，6 个人健在。合并 PD 有 4 个人，对左旋多巴有反应甚至 1 个人出现了左旋多巴诱导的异动症，三核苷酸拷贝数为 35 和 36，合并 PSP 的拷贝数为 33。SCA2 发生率取决于种族和家族史，欧美常染色体显性遗传的家族性帕金森病患者中有 0.88% ~ 3.40% 合并有 SCA2，亚洲的比例为 2% ~ 8.7%，散发型 PD 中合并有 SCA2 的比例低，为 0.4% ~ 0.7%。

常见临床表现为小脑性共济失调，构音障碍，震颤，周围神经病变，眼球运动障碍。SCA2 帕金森综合征临床表现不同于散发性 PD 和 MSA，合并有 PD 表现的患者对左旋多巴反应良好，部分患者存在异动症和症状波动。合并有 MSA – P 表现患者，左旋多巴的治疗对症状存在微弱或者无改善，头 MRI 显示中度的小脑萎缩，头 PET – CT 示纹状体多巴胺转运体摄取减少。因此，多巴胺转运体显像是一项有用的方法去评估 SCA2 突变基因携带者在症状前期黑质纹状体多巴胺丢失的程度。SCA2 患者 CAG 拷贝数为 31 或者更少。在一项韩国的研究中，存在共济失调的患者 CAG 拷贝数是 38 ~ 51，然而合并帕金森综合征的拷贝数是 32、34、35。SCA2 合并帕金森综合征的患者是散发的，因此对于非家族性表现为帕金森综合征的患者筛查 SCA2 是必要的。

表现为共济失调的 SCA2 患者其病理主要为神经元变性丢失和大脑、脊髓的萎缩，包括小脑、脑干、小脑 – 下丘脑 – 皮层环路、躯体感觉系统、下丘脑腹后核等。合并帕金森综合征的 SCA2 病理表现为脑干、小脑、脊髓的萎缩，尤其在大脑脚和脑桥基底部萎缩更显著，严重的色素丢失发生在中脑黑质而不是蓝斑。

2. SCA3

SCA3 又称为马查多 – 约瑟夫病（MJD），是 SCA 最常见的类型，中国人群中，顾卫红等对 2004 – 2014 年 1091 个 SCA 家系进行 SCA 动态突变分析结果，其中 573 例为 SCA3，占总数的一半以上。该病最早可追溯至十九世纪中期，在葡萄牙亚速尔群岛一些家族中出现遗传性共济失调疾病，当地人称之为蹒跚病（stumbling disease）。1972 年 Nakano 等首次报道移居美国马萨诸塞州南部的葡萄牙移民中有一个遗传性共济失调的家系，其发病祖先姓氏为 William Machado，住在葡萄牙亚速尔群岛的 Sao Miguel 岛，后代移居美国马萨诸塞州，故又称之为 Machado 病。1976 年 Rosenberg 等首次报道 Joseph 病家系，此家系亦来源于葡萄牙亚速尔群岛的 Flores 岛，祖先 1845 年移居美国加利福尼亚州。直到 1994 年，SCA3 的致病基因 *ATXN3* 基因被正式报道，该基因位于 14 号染色体长臂，为常染色体显性遗传，相关基因是 *ATXN3*，编码 Ataxin – 3 蛋白。

MJD 患者平均发病年龄为 40 岁（4 ~ 70 岁），平均生存年限为 21 年（7 ~ 29 年）。临床上可以根据锥体外系症状及周围神经病变的出现与否对 MJD 进行分型，可将该病表型分为 3 型。此后，又有许多研究者发现基因确诊的 MJD 患者可出现另外一些少见的症状，从而将 MJD 的临床表型增加至 5 型。

（1）Joseph 型：以早期发病（5 ~ 30 岁，平均发病年龄 24.3 岁）、快速进展，症状最重为特征，表现为小脑性共济失调，眼外肌麻痹，显著的锥体系和锥体外系症状（如肌张力障碍）。

（2）Thomas 型：发病年龄居中（平均 40.5 岁），伴或不伴锥体束征，可以出现锥体外系症状及周围神经病变，但较轻微。患者的病情可以长期维持稳定（平均 5 ~ 10 年），当出现显著的锥体外系症状和/或周围神经病变时，疾病可以向 1 型或者 3 型进展。

（3）Machado 型：以发病年龄晚（平均 46.8 岁），伴周围神经病变为特征，伴或不伴轻微的锥体系和锥体外系症状。

（4）帕金森型：起病年龄不定，以帕金森样症状、轻微小脑征、伴或不伴远端型感觉运动神经病、肌萎缩，对左旋多巴治疗效果好。

（5）痉挛性截瘫型：表现为单纯型或复杂型的痉挛性截瘫，伴或不伴小脑性共济失调。目前此型尚未得到国际认可。

SCA3 是第一个发现合并帕金森综合征的 SCA 亚型，巴西的家族性帕金森综合征中有 7.4% 合并有 SCA3，中国的家族性 PDS 中合并 SCA3 比例为 3%，散发的 PDS 有 0.8% 合并有 SCA3。以左旋多巴敏感的帕金森综合征为主要表现的 SCA3 鲜少报道。国内曾报道 2 例 SCA3 仅表现出典型的帕金森综合征而无任何共济失调表现的案例，2 例患者 CAG 重复次数分别为 66 次、69 次。尸检表明除了小脑，同时累及了黑质，这可能为 SCA 患者表现帕金森综合征提供病理基础。而一个描述患 SCA3 美国非洲裔病例报道认为类似原发性帕金森症状发生与 SCA3 有关；此外一个在对台湾 49 个家系的家族性帕金森综合征研究发现 SCA3 是家族性帕金森综合征的重要病因。

SCA3 是以三核苷酸 CAG 为重复扩增单位，导致编码蛋白中的多聚谷氨酰胺链异常延长，含异常扩展突变型 polyQ 蛋白可选择性在神经系统特定部位聚积形成神经元核内包涵体（neuronal intranuclear inclusions，NIIs），从而引起神经元死亡，CAG 重复次数在 65 ~ 75 次的变化引起发病年龄的明显变化。

神经病理学方面，大体的病理可见黑质颜色变浅，小脑和脊髓退行性变。显微镜下可见大脑皮层、基底节、丘脑、中脑、脑桥、延髓、小脑甚至脊髓可见到神经元丢失。有研究认为丘脑－苍白球系统变性是 SCA3 主要的神经病理部位。也有研究显示 SCA2/3 患者有丘脑底核（STN）神经元丢失，STN 是治疗帕金森病的核团，该核团的刺激或者破坏可以控制帕金森病的震颤、强直、运动迟缓等症状，故 SCA2/3 患者有 STN 神经元丢失，可能抑制了震颤、强直等帕金森症状的出现，而没有 STN 神经元丢失的 SCA2/3 患者，因为同时有黑质神经元的丢失，故出现了震颤、强直等帕金森样症状（图9-5，图9-6）。

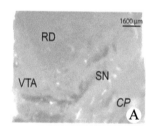
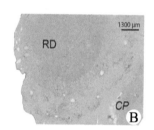
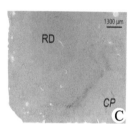

图 9 - 5　正常对照和 SCA2/3 患者黑质神经元病理切片，来源于 LudgerSchols

注：A：一名 39 女性正常对照中脑红核层面可见黑质完整；B：一名 SCA2 患者黑质和腹侧被盖区神经元严重缺失；C：一名 SCA3 患者黑质和腹侧被盖区神经元严重缺失

A - C 醛复红 Darrow 染色；CP = 大脑脚；RD = 红核；VTA = 腹侧被盖区；SN = 黑质。

目前，由于 SCA3 的临床表现存在明显异质性，仅根据临床表现很难做出诊断，需借助基因诊断，利用患者 CAG 重复序列次数和正常人的差异，可选用聚合酶链式反应（PCR）扩增明确诊断。

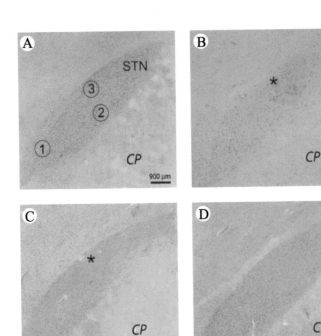

图 9-6　正常对照和 SCA2/3 患者 STN 神经元醛复红病理染色，来源
　　　　于 LudgerSchols

注：A：正常对照的 STN 病理；B：没有 PD 症状的 SCA2 患者 STN 神经元缺
失；C：没有 PD 症状的 SCA3 患者 STN 神经元缺失；D：伴有 PD 症状的 SCA3
患者 STN 神经元保持完整
①limbic 边缘区；②associative 联合区；③motor 运动区
*STN 背外侧的运动区神经元缺失；CP：大脑脚；STN：丘脑底核。

参考文献

1. 中华医学会神经病学分会神经遗传学组. 遗传性共济失调诊断与治疗专家共
　识. 中华神经科杂志，2015，48（6）：459-463.

2. 中华医学会神经病学分会帕金森病及运动障碍学组，唐北沙，陈生弟，等.
　多系统萎缩诊断标准中国专家共识. 中华老年医学杂志，2017，36（10）：
　1055-1060.

3. Ishida C, Komai K, Yonezawa K, et al. An autopsy case of an aged patient with
　spinocerebellar ataxia type 2. Neuropathology, 2011, 31（5）：510-518.

4. Bettencourt C, Lima M. Machado - Joseph Disease：from first descriptions to new

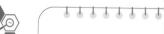

perspectives. Orphanet J Rare Dis, 2011, 6: 35.

5. Seidel K, Siswanto S, Brunt ER, et al. Brain pathology of spinocerebellar ataxias. Acta Neuropathol, 2012, 124 (1): 1 – 21.

6. Chen IC, Wu YR, Yang SJ, et al. *ATXN8 – 62* G/A promoter polymorphism and risk of Taiwanese Parkinson's disease. Eur J Neurol, 2012, 19 (11): 1462 – 1469.

7. Schöls L, Reimold M, Seidel K, et al. No parkinsonism in SCA2 and SCA3 despite severe neurodegeneration of the dopaminergic substantia nigra. Brain, 2015, 138 (Pt 11): 3316 – 3326.

（苏东宁）

病例 10
表现为少年帕金森综合征的遗传性痉挛性截瘫 11 型

病历摘要

患者男性，27 岁。主诉"肢体抖动、僵硬 14 年，加重伴运动迟缓 7 年"。

患者于 14 年前无明显诱因逐渐出现右侧食指不自主抖动，静止时明显、紧张时加重、睡眠时消失，伴有肢体僵硬，服用美多芭 125mg，每日 3 次，抖动有所控制。2 年后逐渐发展至双上肢抖动，患者自觉肢体僵硬，行走、站立不稳，双足呈跖曲内翻，行走时身体前倾，双足足跟不易着地、步幅减小，偶有饮水呛咳，家属诉其言语较前含糊，遂加用森福罗（盐酸普拉克索）0.25mg，每日 3 次，吡贝地尔缓释片 50mg，每日 1 次，服药后相应症状可改善。上述症状进行性加重，7 年前逐渐出现运动迟缓，表现为独自站立、行走困难，需要搀扶，口服美多芭 125mg，每日 3 次、珂丹（恩他卡朋片）0.1g，每日 3 次，森福罗 0.25mg，每日 3 次、巴氯芬片 10mg，每日 3 次，服药后上述症状可好转。近两年患者行走困难进一步加重，需助步器或他人搀扶行走约 50 米，为进一步诊治，门诊以"帕金森综合征"收入院。

既往史： 既往体健。吸烟 2 年，40 支/日，已戒烟 7 年，不饮酒。否认类似家族史。

【入院查体】

右侧卧位血压 102/79mmHg，立位血压 100/75mmHg，心率 70 次/分。心肺腹查体未见异常。神经系统查体：神志清楚，构音障碍，时间、地点、人物定向力正常，记忆力、计算力稍减退。双侧瞳孔等大等圆，直径 3mm，双侧瞳孔直接及间接对光反射灵敏，眼球各向运动充分，未见眼震；双侧面部针刺觉对称，双侧角膜反射正常引出，双侧咀嚼对称有力；双侧额纹、面纹对称，闭目及示齿有力。双耳粗测听力可，Weber 征居中，Rinne 试验双侧气导＞骨导。双侧软腭上抬有力，双侧咽反射存在。双侧转颈、耸肩有力，伸舌居中，未见舌肌纤颤。四肢肌容积正常，四肢肌力 V 级，右上肢、双下肢肌张力呈铅管样增高，以下肢肌张力增高为主，左上肢肌张力正常；双侧指鼻、跟膝胫试验欠稳准，闭目难立征无法配合。右上肢及双下肢可见姿势性震颤。不能自主站立及行走，助步器辅助行走时躯干稍前倾，双下肢行走拖曳，后拉试验阳性。双侧针刺觉及音叉振动觉对称。四肢腱反射亢进，双侧踝阵挛阳性。双侧掌颏反射、Hoffmann 征阴性。双侧巴氏征阳性。颈软，脑膜刺激征阴性。

【实验室检查】

血常规、生化全套、尿常规、便常规、凝血象、传染病八项、

165

蛋白电泳、肿瘤标志物五项、红细胞沉降率、抗链球菌溶血素 O 试验、类风湿因子、甲状腺激素、糖化血红蛋白等检验未见明显异常。

头部核磁：左顶骨局部骨质欠规则。脑内散在脱髓鞘改变：双侧侧脑室旁为著。胼胝体变薄：发育不良，脑萎缩，左侧海马萎缩可能性大（图 10 - 1）。

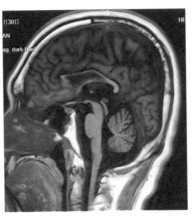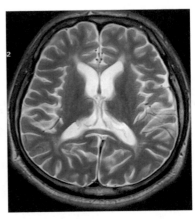

图 10 - 1　左：头磁共振 T1 相矢状位显示胼胝体变薄；右：T2 相显示侧脑室旁白质脱髓鞘改变，胼胝体变薄

胸片：双肺、心、膈未见明显异常。

黑质超声：黑质回声强度Ⅱ级。

腹部超声：脂肪肝、胆囊息肉样病变。

超声心动图：未见异常。

动态心电图：心律失常；窦性心律不齐；偶发房性期前收缩；阵发 L - G - L?

前列腺超声：前列腺 3.3cm × 4.2cm × 3.0cm，提示前列腺增大。

颈动脉超声及双下肢动脉超声未见异常。

汉密顿焦虑量表（HAMA）：10 分，被试人可能有焦虑。

汉密顿抑郁量表（HAMD）：4分，被试人没有抑郁。

Epworth嗜睡量表（EPSS）：1分，正常。

匹兹堡睡眠质量指数（PSQI）：3分（总分范围0~21分，得分越高，表示睡眠质量越差）。

快速眼动期睡眠行为障碍筛查量表（RBDSQ）：4分，正常。

蒙特利尔认知评估量表（MoCA）：27分，被试认知功能正常。

简易智力状态检查量表（MMSE）：30分，被试认知功能良好。

震颤分析：未见静止性震颤。

肛门括约肌肌电图：平均时限11.6ms，卫星电位5%，提示神经源性损害。

肢体神经传导速度检测未见异常，交感皮肤反应正常。

眼科会诊：眼压17/18mmHg；眼底：小瞳孔视乳头（-），视网膜在位，A/V=2/3。黄斑（-）。K-F（-）。

行多巴胺能药物测评。

美多芭125mg测评：

基线UPDRS Ⅲ评分73分，卧位血压102/79mmHg，立位血压100/75mmHg，右侧125次/分，左侧对指计数120次/分。

服药后1小时UPDRS Ⅲ评分70分，改善率4%，卧位血压105/72mmHg，立位血压102/70mmHg，右侧对指计数125次/分，左侧对指计数137次/分。

服药后2小时UPDRS Ⅲ评分61分，改善率16%，卧位血压110/75mmHg，立位血压105/70mmHg，右侧对指计数149次/分，左侧对指计数140次/分。

服药后3小时UPDRS Ⅲ评分57分，改善率22%，卧位血压110/72mmHg，立位血压105/70mmHg，右侧对指计数140次/分，左侧对指计数140次/分。

服药后 4 小时 UPDRS Ⅲ 评分 67 分，改善率 8%，卧位血压 105/72mmHg，立位血压 102/70mmHg，右侧对指计数 123 次/分，左侧对指计数 125 次/分。

美多芭 187.5mg 测评：

基线 UPDRS Ⅲ 评分 71 分，卧位血压 114/62mmHg，立位血压 103/73mmHg，右侧对指计数 126 次/分，左侧对指计数 138 次/分。

服药后 1 小时 UPDRS Ⅲ 评分 69 分，改善率 3%，卧位血压 115/62mmHg，立位血压 102/65mmHg，右侧对指计数 140 次/分，左侧对指计数 101 次/分。

服药后 2 小时 UPDRS Ⅲ 评分 45 分，改善率 36%，卧位血压 121/52mmHg，立位血压 122/63mmHg，右侧对指计数 125 次/分，左侧对指计数 134 次/分。

服药后 3 小时 UPDRS Ⅲ 评分 53 分，改善率 25%，卧位血压 115/61mmHg，立位血压 102/65mmHg，右侧对指计数 150 次/分，左侧对指计数 164 次/分。

服药后 4 小时 UPDRS Ⅲ 评分 65 分，改善率 8%，卧位血压 126/53mmHg，立位血压 116/52mmHg，右侧对指计数 154 次/分，左侧对指计数 92 次/分。

美多芭 250mg 测评：

基线 UPDRS Ⅲ 评分 66 分，卧位血压 120/67mmHg，立位血压 107/61mmHg，右侧对指计数 126 次/分，左侧对指计数 111 次/分。

服药后 1 小时 UPDRS Ⅲ 评分 47 分，改善率 27%，卧位血压 110/70mmHg，立位血压 119/60mmHg，右侧对指计数 75 次/分，左侧对指计数 159 次/分。

服药后 2 小时 UPDRS Ⅲ 评分 47 分，改善率 27%，卧位血压 119/69mmHg，立位血压 102/61mmHg，右侧对指计数 140 次/分，左侧对指计数 135 次/分。

服药后 3 小时 UPDRS Ⅲ 评分 58 分，改善率 12%，卧位血压 117/71mmHg，立位血压 105/62mmHg，右侧对指计数 156 次/分，左侧对指计数 136 次/分。

服药后 4 小时 UPDRS Ⅲ 评分 62 分，改善率 4%，卧位血压 125/69mmHg，立位血压 107/61mmHg，右侧对指计数 134 次/分，左侧对指计数 142 次/分。

为进一步明确诊断，完善了相关基因检测（包括帕金森、肌张力障碍、痉挛性截瘫、小脑性共济失调等疾病相关基因在内的 4000 多种基因）。检测方法为安捷伦外显子芯片捕获 + 高通量测序。提取患者及其父母的血液，首先将 DNA 打断并制备文库，然后通过芯片对目标基因编码区及邻近剪切区的 DNA 进行捕获和富集，最后使用高通量测序平台进行突变检测。基因检测结果提示患者在常染色体隐性遗传痉挛性截瘫11 型相关基因（SPG11）的剪切位点区域存在两处杂合突变，c.5867 − 1G > C（鸟嘌呤 > 胞嘧啶），c.3687 − 2A > G（腺嘌呤 > 鸟嘌呤），导致氨基酸改变。家系验证结果显示此双杂合突变分别来自于其父母，为复合杂合突变（图 10 − 2）。结合患者的临床表现，考虑为致病基因。

【定位诊断】

1. 锥体外系（黑质 − 纹状体系统）

患者临床表现为肢体不自主抖动，伴肢体僵硬，查体提示右上肢、双下肢肌张力呈铅管样增高，以下肢肌张力增高为主，右上肢及双下肢可见姿势性震颤，结合患者肢体肌力正常，考虑上述症状和体征符合锥体外系表现，定位于锥体外系；患者运动症状主要为运动减少 − 肌张力增高，故定位于黑质 − 纹状体系统。

chr15：44891036 存在 c. 3687 –
2A > G 的杂合突变

chr15：44867240 存在 c. 5867 –
1G > C 的杂合突变

患者

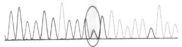

chr15：44891036 无突变

chr15：44867240 存在 c. 5867 –
1G > C 的杂合突变

患者
之父

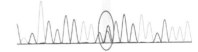

chr15：44891036 存在 c. 3687 –
2A > G 的杂合突变

chr15：44867240 无突变

患者
之母

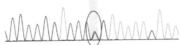

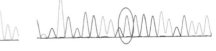

图 10 – 2　患者存在 chr15：44891036 c. 3687 –2A > G 和 chr15：44867240 c. 5867 –1G > C 的复合杂合突变，分别来自父母

2. 锥体束

患者查体提示四肢腱反射亢进，双侧踝阵挛阳性。双侧巴氏征阳性，为上运动神经元瘫表现，定位于双侧锥体束。

3. 前庭小脑系统

患者查体见双侧指鼻、跟膝胫试验欠稳准，双上肢快速轮替动作笨拙，考虑累及前庭小脑系统，故定位。

【定性诊断】

遗传性痉挛性截瘫 11 型：青年男性，慢性病程，进行性加重；主要症状为肢体不自主抖动、僵硬伴运动迟缓，查体可见右上肢、双下肢肌张力呈铅管样增高，以下肢肌张力增高为主，右上肢及双下肢可见姿势性震颤，不能自主站立及行走，助步器辅助行走时躯干稍前倾，双下肢行走拖曳，后拉试验阳性，符合锥体外系受累表现。结合 2015 版帕金森病诊断标准患者符合运动迟缓、肌强直及曾有静止性震颤的临床表现，可纳入帕金森综合征。但患者少年起病，病程较长，未出现明确的左旋多巴治疗相关的症状波动及异动，查体双侧锥体束受累体征明确，且存在双下肢痉挛性截瘫的症状和体征，目前不支持帕金森病诊断。结合患者及其父母的基因检测结果，考虑患者为遗传性痉挛性截瘫11 型。

【治疗过程】

患者目前诊断为遗传性痉挛性截瘫 11 型（SPG11），鉴于SPG11 无特异性治疗，均为对症支持治疗，但患者同时有震颤、肌强直及运动迟缓等帕金森样症状，入院后给予美多芭、森福罗、珂丹等药物治疗，美多芭 187.5mg，每日 3 次（餐前 1 小时）、珂丹0.1g，每日 3 次（餐前 1 小时，与美多芭同服）、森福罗 0.25mg，每日 3 次（三餐后），患者震颤、肌强直及运动迟缓有所改善。同时给予巴氯芬片 10mg，每日 3 次（三餐后）改善肌强直症状，并给予重复经颅磁刺激治疗，出院后嘱患者继续肢体康复治疗。住院期间患者及家属曾有脑深部电极植入术的意愿，但鉴于患者非原发性帕金森病的诊断，故最终未采取 DBS 手术治疗。同时患者便秘，嘱多饮水、多食蔬菜水果，保持大便通畅。患者有脂肪肝，给予低脂饮食、适度锻炼，嘱其定期复查血脂及肝脏超声。患者动态心电图提示心律失常，嘱其动态监测心电图，心内科门诊随诊。

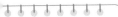

讨论与分析

【病例特点】

（1）青年男性，少年起病，慢性进展性病程。

（2）肢体抖动、僵硬起病，逐渐出现运动迟缓、行走不能，对左旋多巴类药物有一定疗效。

（3）查体主要表现为锥体外系和锥体系受累的体征：右上肢、双下肢肌张力呈铅管样增高，以下肢肌张力增高为主，右上肢及双下肢可见姿势性震颤；四肢腱反射亢进，双侧踝阵挛阳性，双侧巴氏征阳性。另外患者双侧指鼻、跟膝胫试验欠稳准，双上肢快速轮替动作笨拙，考虑有前庭小脑系统受累。

（4）多巴胺能药物测评提示 187.5mg 美多芭最佳改善率为 36% 。

（5）头核磁提示胼胝体变薄、侧脑室周围白质脱髓鞘样改变。

（6）基因检测结果提示患者为痉挛性截瘫 11 型相关基因（SPG11）存在两处杂合突变，c.5867 - 1G > C（鸟嘌呤 > 胞嘧啶），c.3687 - 2A > G（腺嘌呤 > 鸟嘌呤），导致氨基酸改变。

【诊疗思路】

帕金森综合征合并锥体系受累的诊断思路：本例患者少年起病，主要表现为左旋多巴反应性的帕金森综合征，同时查体可发现明确的锥体束受累的体征，包括腱反射亢进、病理征阳性。患者病史较长，长期使用左旋多巴类药物，但未出现运动波动和异动症等运动并发症，不符合典型早发型帕金森病的临床特点。结合患者少年起病，且合并有锥体系的症状体征，在相关基因结果出来之前，需要考虑多种神经系统变性疾病。早在 1954 年，Davison 就描述了 5 例青少年帕金森综合征同时合并上运动神经元受损的症状和体征，病理证实这些患者存在苍白球、黑质、豆状核和皮质脊髓束的受损，他将这类疾病命名为苍白球锥体病。目前这类疾病大家更愿意用帕金森锥体综合征（parkinsonian pyramidal syndromes，PPS）来概括。这类疾病包括：

1. 复杂型遗传性痉挛性截瘫

遗传性痉挛性截瘫（hereditary spastic paraplegia，HSP 或 SPG）是一种神经系统变性疾病，具有高度临床和遗传异质性的神经系统遗传性疾病。目前已经定位的 HSP 致病基因位点共有 69 个，其中常染色体显性遗传的一共 17 个，常染色体隐性遗传的共有 47 个，呈 X 连锁遗传的有 5 个。遗传性痉挛性截瘫分为单纯型和复杂型，复杂型多在 20 岁内起病，除表现为典型的痉挛性截瘫步态外，常伴有进行性的认知功能下降、精神智力发育迟滞、言语不清、吞咽困难、饮水呛咳、尿频尿急、便秘等。在复杂型的 SPG 中，最容易合并锥体外系表现为是 SPG11、SPG15 和 SPG10。SPG11 和 SPG15 发病年龄为 10～35 岁，在进行性痉挛性截瘫发展同时，还合并有智能发育迟滞和轴索型运动神经病，在有些患者中还可以出现早期左旋多巴反应性的静止性震颤和运动迟缓。而 SPG10 发病年龄为 2～51 岁，患者除了痉挛性截瘫表现外，还可以表现为感觉运动性神经病、认知功能障碍、耳聋，还有一些患者可出现左旋多巴反应性的静止性震颤和运动迟缓。上述这几个类型的痉挛性 11 型截瘫在头核磁影像学上可表现为胼胝体萎缩和侧脑室周围白质高信号，另外 SPG15 还可表现为轻度小脑萎缩。该患者头核磁也表现为胼胝体萎缩和侧脑室周围白质高信号，且临床有锥体外系和锥体系受累的表现，因此遗传性痉挛性截瘫是需要考虑的诊断。

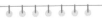

2. 早发型遗传相关的帕金森综合征

在早发型遗传相关的帕金森综合征里面有很多类型可出现锥体束受累的症状和体征，其中 PARK15 型，又称为帕金森锥体病，起病年龄在 10～30 岁，除帕金森综合征表现外还有锥体束的体征，左旋多巴有效但容易诱发异动症，且容易出现精神行为异常、肌张力障碍或动作性震颤。同时 PARK15 容易出现动眼神经麻痹或者垂直性凝视麻痹。但 PARK15 的头核磁无明显异常，且基因显示为 *FBXO7* 突变。另外 PARK9 也可以合并锥体束征，PARK9 起病年龄 20 岁左右，表现为对左旋多巴有效的单侧肢体运动减少和僵直，经常合并锥体束征和肌张力障碍。垂直性凝视麻痹、视幻觉、脸部或手指的细小痉挛也比较常见。服用左旋多巴容易引起异动症和视幻觉。头核磁可见弥漫性的脑组织萎缩。另外 *PARK14*、*PARK19*、*DJ-1* 和 *PINK1* 基因突变也可以导致 PPS。这些患者对左旋多巴类药物有一定疗效，头核磁可表现为广泛的脑组织萎缩或轻微的小脑萎缩。该患者头核磁有明显的胼胝体萎缩，且长期应用左旋多巴类药物无异动症的发生，目前考虑早发型遗传相关的帕金森综合征可能性较小，需要进一步基因检测验证和排除。

3. 脑铁沉积病

脑铁沉积病目前发现有 10 种不同的基因遗传相关的神经系统退行性疾病，常伴有基底节区的铁沉积，其中有 7 种脑铁沉积病可表现为 PPS。尤其最为常见的 *PANK2* 基因突变引起的泛酸激酶相关性神经退行性疾病，青少年起病，首发症状可表现为帕金森样表现，合并锥体束征和认知精神障碍，头核磁可表现为典型的"虎眼"征。脑铁沉积病的患者其帕金森症状对于左旋多巴类药物反应较差或无反应，头核磁表现为不同程度的铁沉积是鉴别的要点。结

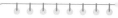

合该患者有帕金森样表现，但无明确认知功能障碍或精神障碍，且头核磁未发现铁沉积，故考虑脑铁沉积病的可能性不大。

4. 遗传性代谢性疾病

出现 PPS 最常见的遗传性代谢性疾病为肝豆状核变性。肝豆状核变性可以出现青少年型帕金森样症状，同时合并有锥体束征，在临床上也是需要进行鉴别的 PPS。但肝豆状核变性常合并其他运动障碍，另外精神症状、认知功能减退也比较常见，查体可见角膜 K - F 环，检查可见溶血性贫血、慢性肝病的表现。同时肝豆状核变性的患者血清铜蓝蛋白降低明显，尿铜增高，头核磁可见基底节区、大脑皮层、脑干等部位的铜沉积。出现锥体外系症状的肝豆状核变性患者使用左旋多巴类药物是无效的。结合本患者的临床表现和头核磁改变，目前考虑肝豆状核变性的可能性较小。

5. 其他遗传性变性病

脊髓小脑性共济失调 3 型（SCA3）主要表现为小脑性共济失调，但 SCA3 是一种临床变异性高、异质性强的神经系统变性病，其发病年龄可早在 10 ~ 30 岁，可出现锥体束征和帕金森综合征的表现。另外还可出现复视、肌张力障碍等症状。有文献报道锥体束征的出现与三核苷酸（CAG）重复次数相关。SCA3 患者的头核磁可见脑桥和小脑的萎缩，合并有帕金森症状的患者对于左旋多巴类药物部分有效。另外脆性 X 连锁震颤/共济失调综合征、遗传相关的弥漫性白质脑病、*C9orf 72* 基因相关的额颞叶痴呆等变性病也可表现为帕金森综合征合并锥体束征，但上述疾病均有各自的临床特点及影像学表现，且帕金森症状对于左旋多巴类药物反应欠佳。结合该患者的临床表现和影像学特征，考虑上述疾病的可能性不大。

6. 非遗传性神经变性病

多系统萎缩是一种进行性的神经系统变性病，中年起病，可出现自主神经功能、小脑、锥体外系和锥体束征，是常见的可合并帕金森症状和锥体束征的一种疾病。这种疾病被认为是一种散发性疾病，但也有少数报道称其与 COQ2 基因突变相关。多系统萎缩可在头核磁上出现脑桥小脑萎缩，脑桥"十字征"，壳核萎缩，壳核外裂隙征等，对于左旋多巴类药物疗效不佳，且进展迅速，中位生存时间为 9.8 年。结合该患者青少年起病，对左旋多巴反应良好，未出现自主神经功能衰竭，目前暂不考虑。另外其他的可合并锥体束征的帕金森综合征如进行性核上性麻痹、皮质基底节变性、血管性帕金森综合征等疾病表现均与此患者不同，目前均不考虑。

疾病介绍

遗传性痉挛性截瘫 11 型

痉挛性截瘫 11 型（SPG11）是常染色体隐性遗传 HSP 中常见的类型，临床多表现为复杂型 HSP，多在 20 岁内起病，除表现为典型的痉挛性截瘫步态外，常伴有进行性的认知功能下降、精神智力发育迟滞、言语不清、吞咽困难、饮水呛咳、尿频尿急、便秘等，影像学上常合并有胼胝体发育不良（TCC），伴有脑室扩大、脑室周围白质病变，肌电图可有周围神经损害的表现。但 SPG11 合并帕金森综合征的病例报道较为少见。通过文献检索，到目前为止国内外共报道有 6 例以少年帕金森综合征起病的痉挛性截瘫患者，其中最终通过基因检测明确的 SPG11 型为 5 例，病例 2 和病例 3 为同一家系。总结见表 10 - 1。

表 10－1　表现为少年帕金森综合征起病的痉挛性截瘫患者病例总结

文献	Suk Y. Kang 等	Mathieu Anheim 等		Coro Paisan Ruiz 等	Arianna Guidubaldi 等	Adolfo Ramirez-Zamora 等
病例	病例 1	病例 2	病例 3	病例 4	病例 5	病例 6
国籍	韩国	土耳其	土耳其	亚洲	意大利	美国
性别	女	女	男	男	女	女
发病年龄（岁）	13	12	15	14	14	未提供
临床表现	肢体静止性震颤，行走困难，认知障碍	肢体静止性震颤，运动迟缓，肢体僵硬	15 岁表现为痉挛性截瘫症状，16 岁开始出现肢体静止性震颤，运动迟缓	步态姿势异常，书写时震颤，逐渐出现行走不平衡，言语不流利及运动迟缓，肢体僵硬	肢体僵硬，步态异常，静止性震颤	青少年起病，表现为下肢痉挛性截瘫表现，之后出现震颤、肌张力障碍
家族史	哥哥表现为痉挛性截瘫	父母近亲结婚，一个哥哥类似症状	父母近亲结婚，一个妹妹类似症状	父母近亲结婚	父母近亲结婚	未提供
头颅磁共振表现	胼胝体发育不良，膝部和前体部变薄	胼胝体发育不良，T2 相显示脑室旁白质病变	胼胝体发育不良，侧脑室旁 T2 相显示脑室旁白质病变	胼胝体发育不良，T2 相脑室旁白质	胼胝体发育不良，轻度小脑萎缩，侧脑室旁白质长 T2 信号	胼胝体发育不良，胼胝体前部变薄

笔记

（续）

	Suk Y. Kang 等	Mathieu Anheim 等	Coro Paisan Ruiz 等	Arianna Guidubaldi 等	Adolfo Ramirez-Zamora 等
文献	Suk Y. Kang 等	Mathieu Anheim 等	Coro Paisan Ruiz 等	Arianna Guidubaldi 等	Adolfo Ramirez-Zamora 等
肌电图	未提供	运动感觉神经轴索性损害	未提供	下肢感觉运动神经轴索性损害	未提供
抗 PD 药物治疗	左旋多巴、苯托品、司来吉兰	左旋多巴	罗匹尼罗	先后使用左旋多巴、麦角乙脲、卡麦角林、普拉克索、罗匹尼罗、阿扑吗啡、金刚烷胺、恩他卡朋、托卡朋	卡比多巴和左旋多巴
抗 PD 药物疗效	有效	有效，UPDRS Ⅲ 从 44 分降至 33 分（200mg 左旋多巴）	无明显疗效，UPDRS Ⅲ 12 分无改善（200mg 左旋多巴）	有效，但出现思维混乱和幻觉	有效，出现剂末现象和剂峰异动
基因检测	未测	SPG11 4 号外显子 c.704_705delAT 纯合突变，导致密码子 p.H235RfsX12 移码和过早终止	SPG11 4 号外显子 c.733_734delAT 纯合突变，导致蛋白 p.Met245fsX2 异常	SPG11 复合杂合突变，c.3664insT 和 c.6331insG	15 号常染色体 SPG11 基因 6269-6270 处出现 G-T 两个碱基移码缺失，6898-6899 处出现 C-T 两个碱基移码缺失

上述病例的特点均是少年起病，以帕金森综合征为首发表现，病程逐渐进展出现痉挛性截瘫症状，核磁影像均提示胼胝体发育不良，除病例3以外其他患者对多巴胺能药物反应良好。另外病例6最后进行了内侧苍白球脑深部电极植入术（GPi - DBS），术后30个月患者的帕金森症状有了明显的改善（开机后 UPDRS Ⅲ 改善80%），但下肢痉挛性截瘫症状没有任何改善。

常见的 SPG11 通常表现为逐渐进展的痉挛性截瘫、腱反射亢进和双侧巴氏征阳性，同时伴有智力低下和或中度认知功能障碍。平均起病年龄为 12 岁（2~23 岁），首发症状为运动功能受累的占57%，智力低下的占19%，54% 的患者可合并假球性构音障碍。其他临床表现包括中度的上下肢萎缩，尿失禁，吞咽困难，其他少见的临床表现包括小脑体征，白内障，色素性视网膜炎或视神经萎缩。认知功能检测可发现短期记忆受损，注意力集中缺陷。随着疾病发展，患者运动功能进一步下降，一般在 40 岁左右需要坐轮椅。72% 的患者肌电图可表现为多发运动轴索性神经病，18F - FDG - PET 检查可发现进行性的皮层和丘脑低代谢。几乎所有的 SPG11 患者的头核磁均可见 TCC，同时可发现皮层萎缩，侧脑室旁白质病变。TCC 也可在其他类型的 HSP 中表现，比如 SPG7、SPG21 和 SPG4。帕金森症状在 SPG 中比较少见，有文献报道 6 例 SPG11 患者锥体外系症状在痉挛性截瘫发病后 20 年出现，另有 1 例患者在痉挛性截瘫发病后 9 年出现锥体外系症状。而首发症状为帕金森综合征的 SPG11 非常罕见，本文查阅文献发现迄今为止包括本例患者，基因明确的以帕金森综合征为首发表现的 SPG11 只有 6 例。另外目前文献报道的这些 SPG11 基因突变位点都不一样，这对于疾病的早期诊断和研究带来了很大困难，临床上详细的问诊和查体将对诊断起决定性作用。详细的询问家族史，病史中是否存在认知功能障碍、癫痫、周围神经病，查体需要重点关注眼科检查、共济运动、锥体束征，另外头核磁检查必不可少，进一步明确病因的可以进行相关基因的检查，如果没有特别的把握，可以进行基因组合检测避免漏诊。

迄今为止 SPG11 尚无有效的治疗方法，目前均为对症支持治疗，包括缓解痉挛状态的药物和物理治疗。合并有帕金森样症状的患者可给予左旋多巴类药物治疗，也可以采用 DBS 手术治疗缓解帕金森样症状，但 DBS 手术对于痉挛性截瘫的症状无改善。SPG11 是一种单基因病，因此只有针对其特异的发病机制给予基因治疗才可能从根本上改善 SPG11 的症状，延缓疾病的进展，避免患者进一步致残的结局。

参考文献

1. Davison C. Pallido – pyramidal disease. J Neuropathol Exp Neurol, 1954, 13 (1)：50 – 59.

2. Tranchant C, Koob M, Anheim M. Parkinsonian – Pyramidal syndromes：A systematic review. Parkinsonism Relat Disord, 2017, 39：4 – 16.

3. Salinas S, Proukakis C, Crosby A, et al. Hereditary spastic paraplegia：clinical features and pathogenetic mechanisms. Lancet Neurol, 2008, 7 (12)：1127 – 1138.

4. 林鹏飞，龚瑶琴，焉传祝. 遗传性痉挛性截瘫的分子遗传学研究进展. 中华神经科杂志, 2015, 48 (11)：1030 – 1038.

5. Park H, Kim HJ, Jeon BS. Parkinsonism in spinocerebellar ataxia. Biomed Res Int, 2015, 125273.

6. Kang SY, Lee MH, Lee SK, et al. Levodopa – responsive parkinsonism in hereditary spastic paraplegia with thin corpus callosum. Parkinsonism Relat Disord, 2004, 10 (7)：425 – 427.

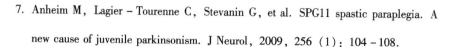

7. Anheim M, Lagier – Tourenne C, Stevanin G, et al. SPG11 spastic paraplegia. A new cause of juvenile parkinsonism. J Neurol, 2009, 256（1）: 104 – 108.

8. Paisán – Ruiz C, Guevara R, Federoff M, et al. Early – onset L – dopa – responsive parkinsonism with pyramidal signs due to ATP13A2, *PLA2G6*, FBXO7 and spatacsin mutations. Mov Disord, 2010, 25（12）: 1791 – 1800.

9. Guidubaldi A, Piano C, Santorelli FM, et al. Novel mutations in SPG11 cause hereditary spastic paraplegia associated with early – onset levodopa – responsive Parkinsonism. Mov Disord, 2011, 26（3）: 553 – 556.

10. Ramirez – Zamora A, Gee L, Youn Y, et al. Pallidal Deep Brain Stimulation for the Treatment of Levodopa – Responsive Juvenile Dystonia and Parkinsonism Secondary to SPG11 Mutation. JAMA Neurol, 2017, 74（1）: 127 – 128.

11. Stevanin G, Santorelli FM, Azzedine H, et al. Mutations in SPG11, encoding spatacsin, are a major cause of spastic paraplegia with thin corpus callosum. Nat Genet, 2007, 39（3）: 366 – 372.

12. Stevanin G, Montagna G, Azzedine H, et al. Spastic paraplegia with thin corpus callosum: description of 20 new families, refinement of the SPG11 locus, candidate gene analysis and evidence of genetic heterogeneity. Neurogenetics, 2006, 7（3）: 149 – 156.

13. Hehr U, Bauer P, Winner B, et al. Long – term course and mutational spectrum of spatacsin – linked spastic paraplegia. Ann Neurol, 2007, 62（6）: 656 – 665.

14. Coutinho P, Barros J, Zemmouri R, et al. Clinical heterogeneity of autosomal recessive spastic paraplegias: analysis of 106 patients in 46 families. Arch Neurol, 1999, 56（8）: 943 – 949.

15. Simpson MA, Cross H, Proukakis C, et al. Maspardin is mutated in mast syndrome, a complicated form of hereditary spastic paraplegia associated with dementia. Am J Hum Genet, 2003, 73（5）: 1147 – 1156.

16. Orlacchio A, Kawarai T, Totaro A, et al. Hereditary spastic paraplegia: clinical

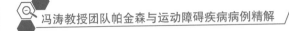
genetic study of 15 families. Arch Neurol, 2004, 61 (6): 849 – 855.

17. Okubo S, Ueda M, Kamiya T, et al. Neurological and neuroradiological progression in hereditary spastic paraplegia with a thin corpus callosum. Acta Neurol Scand, 2000, 102 (3): 196 – 199.

（王　展）

病例 11
迟发性运动障碍

📋 **病历摘要**

患者女性，55 岁。主诉"口周不自主运动半年"。

患者半年前出现口周不自主运动，主要表现为不自主伸舌、撇嘴、吸吮、咀嚼，同时言语含糊，并影响进食，偶有舌咬伤，生活受到严重影响。同时有双手持物时轻微抖动，无明显静止性抖动。无眼周肌肉、颈部及其他肢体不自主运动，四肢活动不受影响，可正常行走。患者曾就诊于外院，考虑"运动障碍"，未规律诊治。为求进一步系统治疗，来我科就诊，以"运动障碍"收入院。

既往史：精神障碍病史，至今服用氯丙嗪 3 年，症状控制可。否认烟酒不良嗜好，否认家族性遗传性病史。否认高血压、糖尿病、高脂血症等慢性疾病。否认药物及一氧化碳中毒史。

【入院查体】

神志清楚，言语含糊，智能检查正常。双侧瞳孔等大等圆，直径3mm，双眼直接间接对光反射灵敏，眼球各项活动充分，未见眼震。面部可见不自主伸舌、撇嘴活动，口、面肌群有持久而反复的多动，状如吸吮、咀嚼，双手可见不自主姿势性震颤，无静止性震颤。四肢肌力Ⅴ级，肌张力正常，四肢腱反射对称引出。双手轮替运动可，双侧指鼻及跟－膝－胫试验稳准，四肢针刺觉检查正常存在，双侧病理征阴性，颈软，无抵抗。行走步态姿势正常。

【实验室检查】

辅助检查：

血常规、尿常规、粪常规、凝血全套、甲状腺功能、生化全套、蛋白电泳、抗链球菌溶血素O试验、类风湿因子、糖化血红蛋白、血液系统检查正常。

血棘红细胞检测（光镜＋电镜）：正常范围；免疫指标：正常范围。

肌电图：未见神经源性及肌源性损害。

黑质超声：黑质回声强度Ⅱ级。

颅脑MRI平扫：未见明显异常。

亨廷顿舞蹈病基因筛查：阴性。

【定位诊断】

锥体外系（尾状核、壳核为主）。

患者临床表现为口周不自主运动，无规律性，伴言语含糊，偶有舌咬伤，查体：可见不自主伸舌、撇嘴活动，口、面肌群有持久而反复的多动，状如吸吮、咀嚼，双手可见不自主姿势性震颤，定位于锥体外系。患者四肢未见不自主运动，口周出现运动增多，属于运动增多症候群，考虑尾状核、壳核受累为主。

【定性诊断】

1. 诊断

迟发性运动障碍。

2. 诊断依据

患者中老年女性，隐匿起病，慢性病程，临床表现为口周不自主运动，伴言语含糊、双手震颤。查体可见口周不自主运动，撇嘴，吸吮、咀嚼样，受累部位局限，四肢未受累。辅助检查方面，常规检查，包括血常规、尿常规、粪常规、凝血全套、甲状腺功能、生化全套、蛋白电泳、抗 O、类风湿因子、糖化血红蛋白、血液系统检查正常。血棘红细胞检测（光镜 + 电镜）：正常范围；免疫指标：正常范围。颅脑 MRI 平扫未见明显异常。亨廷顿舞蹈病基因筛查：阴性。结合患者既往精神障碍、服用氯丙嗪病史，但无家族类似病史，根据迟发性运动障碍的诊断标准，考虑迟发性运动障碍可能性大。

迟发性运动障碍的诊断标准为：至少累计应用抗精神病药物 3 个月，可以是连续用药，也可以是间断用药；在身体 1 个或多个部位存在至少"中度"异常不自主运动，或在身体 2 个或多个部位存在至少"轻度"异常不自主运动，并排除其他可引起异常不自主运动的疾病。

【治疗过程】

将氯丙嗪逐渐减量至停用，给予非典型抗精神病药物奥氮平治疗，患者精神症状控制尚可。同时给予氯硝西泮 1mg，每日 2 次，硫必利 100mg，每日 3 次，患者口周多动症状明显改善。

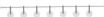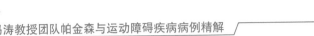

讨论与分析

【病例特点】

（1）中老年女性，隐匿起病，慢性病程。

（2）临床表现为口周不自主运动，伴言语含糊、双手震颤。无明显舌咬伤，四肢活动不受累。

（3）查体可见口周不自主运动，撇嘴，吸吮、咀嚼样，受累部位局限，四肢未受累。双上肢可见姿势性震颤。

（4）既往史、个人史、家族史方面，患者否认家族类似病史，亦无食物药物中毒史。但既往有精神障碍、服用氯丙嗪3年。

（5）辅助检查方面，常规检查，免疫、内分泌筛查均未见异常。血棘红细胞检测（光镜＋电镜）显示棘红细胞数正常范围内。颅脑 MRI 平扫未见明显异常。亨廷顿舞蹈病基因筛查：阴性。

【诊疗思路】

患者主要临床表现为口周肌肉不自主运动，四肢活动未受累，整体受累较局限，以运动增多表现为主。诊断思路从不自主运动、运动增多症状入手，包括原发性、继发性原因所致。前者常见疾病包括舞蹈病、肌张力障碍（全身型、节段型、局灶型等）、手足徐动症、肌阵挛等；继发性原因所致包括围产期损伤、丘脑底核病变（例如偏侧舞蹈症）、药物所致迟发性运动障碍等。该患者辅助检查未见明显异常，但既往史提示精神病史，并长期服用氯丙嗪控制症状，因此诊断首先考虑药物所致迟发性运动障碍。迟发性运动障碍诊断标准：至少累计应用抗精神病药物3个月，可以是连续用药，也可以是间断用药；在身体1个或多个部位存在至少"中度"异常不自主运动，或在身体 2 个或多个部位存在至少"轻度"异常不自主运动，并排除其他可引起异常不自主运动的疾病。根据该诊断标准，患者应用氯丙嗪时间共 3 年，符合时间标准；临床症状主要累及口周，符合症状学标准；其他检查未见异常，无其他疾病提示性，因此考虑迟发性运动障碍可能性大。

该患者尚需与其他疾病进行仔细鉴别。

1. 原发性肌张力障碍

肌张力障碍定义为运动障碍性病变，其特征是持续性或间歇性肌肉收缩，可引起异常运动或/和姿势，常常重复出现肌张力障碍性运动一般有其模式，有扭曲动作，并且可伴有震颤。肌张力障碍常常因进行随意动作而启动或加重，且伴随有溢出的肌肉激活。

在大多数情况下肌张力障碍既有异常运动、又有异常姿势。但在某些形式的肌张力障碍，不引起异常姿势，比如眼睑痉挛和喉肌张力障碍，其特征是局部不随意收缩，干扰眼睑或喉的生理开启或关闭。

目前原发性肌张力障碍原因不明，发病机制尚不能确定，可能与基因突变或遗传易感性相关。

该患者有口面的不自主运动，伴有双手的姿势性震颤，但患者无明显的姿势异常，且中老年起病，既往有明确的服用抗精神病药物病史，与常见的原发性肌张力障碍不同，目前暂不考虑。

2. 神经棘红细胞增多症

神经棘红细胞增多症（Neuroacanthocytosis，NA）是一组罕见的多系统受累的遗传性疾病，一般患病率为（1~5）/10 万，患者表现为外周血棘红细胞增多和进行性基底节退行性改变。该病与基

笔记

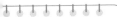

因突变有关，可呈常染色体显性或隐性遗传。临床主要表现为进行性舞蹈样运动障碍、精神症状、锥体外系症状、认知功能下降以及其他多系统损害，包括肌病和周围神经等。其中临床症状以口面部不自主运动、肢体舞蹈症最常见，与亨廷顿舞蹈病有时难以鉴别。常表现为进食困难，步态不稳，时有不自主咬唇、舌等。其他运动障碍有肌张力障碍、运动不能性肌强直、抽动症、帕金森综合征等。帕金森综合征多见于年轻患者，于病程3～7年出现，可与上述运动障碍同时出现。

该患者临床症状需考虑棘红细胞增多症的可能，因此对其血液进行光镜及电镜棘红细胞数量检查，均在正常范围内。且临床症状上棘红细胞增多症舌咬伤明显，查体时常可见口腔黏膜损伤，部分患者口中咬毛巾等物品以缓解咬伤症状，该患者舌咬伤轻微，偶有发生，辅助检查亦不支持，因此可排除棘红细胞增多症的诊断。

3. 亨廷顿病

亨廷顿病（Huntington's disease，HD），又称亨廷顿舞蹈病，是一种罕见的常染色体显性遗传病，一般在中年发病，出现运动、认知和精神方面的症状。临床上起病隐匿，进展缓慢，主要临床症状通常分为三大类，包括运动症状、认知功能障碍及精神障碍。HD可发病于各个年龄段，男女无明显差别，但以35～50岁常见，病程多为15～20年。其病理改变为大脑某些区域选择性的神经细胞丢失，主要在基底节和大脑皮层，尤以尾状核、豆状核为主。病因是亨廷顿基因（IT15）CAG重复次数异常增多，从而影响不同的分子通路，最终导致神经功能失调和退化。研究显示，当（CAG）n中，$n \leq 26$时为正常等位基因，个体正常；n为27～35时为可引起突变的等位基因，该个体虽不发病但在向子代传递过程中易发生扩展；n 为介于 36～39 时为不完全外显的等位基因，个体可能发病也可能为携带者；$n \geq 40$ 时为完全外显的等位基因，个体可基本确诊患病。多项数据表明种族差异不大。

亨廷顿舞蹈病的舞蹈症状表现为短暂不能控制的装鬼脸、点头，随病情加重，不随意运动进行性加重，出现典型的舞蹈样不自主运动、吞咽困难、构音障碍。头颅 MRI 可见尾状核头及皮层萎缩。该患者既往有精神疾病病史，目前出现口面部不自主运动，且中老年发病，需考虑亨廷顿舞蹈病可能，但该患者症状局限，四肢活动相对正常，无阳性家族病史，且亨廷顿舞蹈病基因检测阴性，可排除亨廷顿舞蹈病的诊断。

4. 急性撤药综合征

急性撤药综合征为长期应用抗精神病药物的儿童突然撤药后出现的舞蹈样运动，症状通常在停药后的数日或数周出现，持续时间少于 4～8 周。该患者中老年女性，且症状持续时间长，不支持该诊断。

5. 颅内病变所致运动障碍

颅内病变，如出血、梗死、占位均可出现运动障碍，如偏侧舞蹈症，该患者头颅 MRI 未见异常，不支持该诊断。

疾病介绍

迟发性运动障碍

【概述】

迟发性运动障碍（tardive dyskinesia，TD）是一组由多巴胺（DA）受体阻滞剂引起的迟发的运动障碍，是一种特殊而持久的锥体外系反应，主要表现为口、唇、舌、面部不自主运动，以及伴有肢体和躯干舞蹈样运动和肌张力障碍。

1957 年 Schonecker M 首次报道了应用氯丙嗪治疗的患者出现口面部不自主运动，称为"阵发性运动障碍"（paroxysmal dyskinesia）。TD 的概念首先由 Faurbye A 于 1964 年提出，其突出特征为开始应用致病药物与发生异常不自主运动之间有一定的时间延迟，因此命名为"迟发"。

【流行病学】

发病率报道不一，因药物种类、剂量、疗程及个体差异不同，多见于服用抗精神病药 1~2 年以上，最早 3~6 个月即可出现。国内报道发生率 21.7%，国外报道 13%，15%~20%。Meta 分析显示，成人服用经典抗精神病药后 TD 发生率 7.7%，患病率为 32.4%；服用非经典抗精神病药后 TD 发生率 2.9%，患病率为 13.1%。TD 大多不可逆，症状可持续存在。

文献报道在应用抗精神病药物治疗的门诊精神分裂症患者中 TD 的发生率约为 30%。TD 发生率大约每年 5%，5 年累积发生率为 20%~25%。

【病因及发病机制】

主要因长期服用 DA 受体阻滞剂如抗精神病药、止吐药（甲氧氯普胺）和抗眩晕药（丙氯拉嗪）等引起。典型与非典型抗精神病药物均可引起，典型抗精神病药物发生率高于非典型抗精神病药物。与药物种类、剂量及持续时间呈相关性，目前认为剂量越高，TD 发生率越高；多在服药后 1~2 年出现，也有少数患者数周即可发生。

发病机制目前尚不明确，有以下几种假说：①多巴胺能受体增敏学说；②神经元变性学说；③纹状体调节障碍；④遗传基因多态性等。

其他易感因素包括遗传、年龄、性别、情感障碍、非白种人等。目前认为患病率和严重程度与年龄呈明显线性关系，女性比男性发生率高。

【病理生理学】

TD 的病理生理学仍未完全明确。目前普遍认可的病理生理学机制包括 DA 受体超敏、γ-氨基丁酸（GABA）能神经元功能异常、胆碱能功能缺陷、神经变性、突触可塑性适应不良、自适应神经信号缺陷、遗传易感性等。

1. DA 受体超敏

多数抗精神病药物阻断 DA 受体，引起 D_2 受体功能上调，导致 DA 受体功能超敏。由于 D_2 受体是抑制性受体，在中型多棘神经元表达，继而投射到间接通路，其超敏可引起内侧苍白球及丘脑底核的脱抑制，产生各种运动障碍。

2. GABA 能神经元功能异常

纹状体的 GABA 能中间神经元在通常情况下，负责维持直接与间接纹状体苍白球通路的平衡，暴露于抗精神病药物后导致平衡破坏，可引起运动障碍。

3. 神经变性

抗精神病药物可增加脂质过氧化反应及自由基生成，引起神经元受损及不同神经递质系统的变性。动物实验及对 TD 患者的尸检神经病理学研究发现，长期应用抗精神病药物后导致脑结构改变，出现神经元脱失及基底节胶质细胞增生。

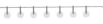

4. 遗传易患性

临床发现许多服用抗精神病药物多年的患者不发生 TD，而服用同种药物剂量发生 TD 的患者其严重程度及临床表现也各不相同，提示具有个体差异和遗传易患性。一些候选基因可提示 TD 的易患倾向，如 DA D_3、D_2、$5-HT_{2A}$ 受体、MnSOD、儿茶酚胺氧位甲基转移酶（COMT）及其他基因多态性与 TD 相关联。

【临床表现】

TD 症状常常发生于持续应用抗精神病药物后的 $1\sim2$ 年，发生于 3 个月内罕见。起病隐袭，通常在数日到数周症状发展完全，然后症状趋于稳定，呈慢性状态但微起伏的病程。其严重程度可从常被患者忽视的轻微不自主运动到致残。临床表现以不自主的、有节律的刻板运动为主要特征。多数表现为"口 - 舌 - 颊三联征"，即口、唇、舌面部不自主运动，如舌头不自主在口中转，不自主咀嚼动作等。可表现肢体不自主摆动、无目的抽动、舞蹈样指划动作、手足徐动、四肢躯干的扭转性运动等。

【辅助检查】

常规检查包括血常规、生化、免疫、甲功等指标均在正常范围，神经系统检查包括头颅 MRI、脑电图、肌电图等均无特异性表现。

【诊断】

TD 的诊断标准为：至少累计应用抗精神病药物 3 个月，可以是连续用药，也可以是间断用药；在身体 1 个或多个部位存在至少"中度"异常不自主运动，或在身体 2 个或多个部位存在至少"轻度"异常不自主运动，并排除其他可引起异常不自主运动的疾病。

【鉴别诊断】

1. 神经系统疾病

许多神经系统疾病，如亨廷顿舞蹈病、肝豆状核变性、棘红细胞增多症等，可伴有运动障碍，可表现为舞蹈样动作。但常有相应的症状及神经系统阳性体征，必要时可进行神经影像学检查、血清铜蓝蛋白检测等明确诊断。

2. 缺齿性运动障碍（edentulous orodyskinesia）

老年无牙患者可出现口面部运动障碍，但无神经系统疾病，应注意鉴别。

3. 急性撤药综合征

急性撤药综合征为长期应用抗精神病药物的儿童突然撤药后出现的舞蹈样运动，症状通常在停药后的数日或数周出现。DSM－Ⅴ认为，急性撤药综合征的运动障碍在时间上是有限的，即持续时间少于4~8周，运动障碍持续存在超过此时间段则应考虑为TD。

【治疗】

目前尚无有效治疗方法，主要在于预防。尽可能避免服用任何DA受体阻断剂，除必须使用外，如抑郁、焦虑、胃肠疾病及偏头痛和睡眠障碍等其他神经疾病可换用其他药物治疗。尽可能使用非典型抗精神病药。

停用抗精神病药物对TD的长期效果证据有限，且不同的研究得出的结论不同。一项对36例TD患者研究发现，停用抗精神病药物10周后，运动障碍和烦躁不安明显加重，导致33%的患者恢复原用抗精神病药物治疗。另一项对慢性精神分裂症患者的研究发现，随机分为安慰剂组及常规注射氟奋乃静组，6周后TD及精神症状无显著恶化。其他的短期研究也发现，在停用抗精神病药物最初几周内 TD 恶化。

一般认为，非典型抗精神病药物引起 TD 的倾向小，提示从典型换为非典型抗精神病药物可减轻 TD 症状，但目前的证据有限，仅有Ⅳ级研究，且结果不一。从典型换为非典型抗精神病药物可减轻 TD 症状的证据不足。

药物治疗方面，氯硝西泮可能改善 TD 的症状，银杏叶提取物也可改善，可作为治疗选择（B 级证据）。利培酮可改善 TD，尽管其可掩盖症状，但由于其本身可引起 TD，不作为推荐治疗。金刚烷胺及丁苯那嗪可作为 TD 的治疗选择（C 级证据）。地尔硫卓不能作为 TD 的治疗选择（B 级证据）。加兰他敏不能作为治疗选择（C 级证据）。有关乙酰唑胺、溴隐亭、维生素 B_1、巴氯芬、维生素 E、维生素 B_6、司来吉兰、氯氮平、奥氮平、褪黑激素、硝苯地平、氟哌拉平（Fluperlapine）、舒必利、氟哌噻吨、奋乃静、氟哌啶醇、左乙拉西坦、喹硫平、齐拉西酮、舍吲哚、阿立哌唑、丁螺环酮、益肝散、停用苯海索、A 型肉毒毒素、电休克治疗、α-甲基多巴、利舍平、苍白球深部脑电刺激治疗 TD 的证据不足（U 级证据）。停用致病药物或由典型抗精神病药物换成非典型抗精神病药物治疗 TD 的证据不足（U 级证据）。

参考文献

1. 谢帆，王定省，宋立升，等. 慢性精神分裂症住院病人迟发性运动障碍研究. 中国神经精神疾病杂志，2002，28（1）：27 – 29.

2. Modestin J, Wehrli MV, Stephan PL, et al. Evolution of neuroleptic – induced extrapyramidal syndromes under long – term neuroleptic treatment. Schizophr Res, 2008, 100 (1 – 3): 97 – 107.

3. Lerner V, Miodownik C. Evidence – based guideline: treatment of tardive syndromes: report of the Guideline Development Subcommittee of the American

Academy of Neurology. Neurology, 2014, 82 (7): 643.

4. 谢帆, 江开达. 迟发性运动障碍研究进展. 临床精神医学杂志, 2000, 10 (6): 363-365.

5. Schooler NR, Kane JM. Research diagnoses for tardive dyskinesia. Arch Gen Psychiatry, 1982, 39 (4): 486-487.

6. First MB. Diagnostic and statistical manual of mental disorders, 5th edition, and clinical utility. J Nerv Ment Dis, 2013, 201 (9): 727-729.

（马凌燕）

病例 12
多巴反应性肌张力障碍

病历摘要

患者女性，14岁。主诉"行走困难1年"。

患者1年前出现行走困难，双下肢僵硬，弯腿困难，行走速度减慢。症状逐渐加重，逐渐出现双上肢僵硬，活动不灵活，精细动作差，伴双手不自主抖动，写字困难。3个月前出现言语稍含糊。以上症状晨起轻，下午傍晚症状加重，休息后症状有所缓解。发病以来睡眠可，无嗅觉障碍，无体位性头晕，大小便正常。曾就诊于外院，考虑"肌张力障碍"，给予巴氯芬治疗，疗效不明显，为求进一步系统治疗，来我科就诊，以"锥体外系综合征"收入院。

笔记

既往史：体健，无家族类似病史。

个人史：患者足月顺产，无出生窒息史。生长发育与同龄人无明显差异，发病前学习、体育成绩可。否认服用抗精神病药物及一氧化碳中毒史。

【入院查体】

神经系统专科查体：（14 时）神清，言语稍含糊，时间、地点、人物定向力正常，记忆力、计算力正常，颅神经检查未见异常。四肢肌力 5 级，双下肢肌张力明显增高，双上肢肌张力轻度增高，双上肢可见姿势性震颤，四肢腱反射偏活跃，双侧巴氏征阴性。双侧指鼻、跟膝胫试验稳准，轮替动作慢，闭目难立征阴性。颈软，无抵抗。双侧针刺觉及音叉振动觉对称。颈软，脑膜刺激征阴性。行走速度缓慢，右下肢拖地，躯干稍左偏。后拉试验阴性。

【实验室检查】

血常规、尿常规、粪常规、凝血全套、甲状腺功能、生化全套、蛋白电泳、抗链球菌溶血素 O 试验、类风湿因子、糖化血红蛋白、血液系统检查正常。

血清铜蓝蛋白：正常范围。

头颅 MRI：未见明显异常。

美多芭 62.5mg 测评：2 小时自评症状改善 90%。

DYT5（*GCH 1*）基因：存在致病性点突变。*DYT5* 基因 exon 4 序列异常，第 538 位碱基由 C 突变为 C/T（图 12 - 1），该突变导致基因 180 号密码子由 CAA 变成 CAA/TAA，该突变为未报告的 SNP 位点，编码的氨基酸发生变化，由谷氨酰胺变为谷氨酰胺和终止密码子。

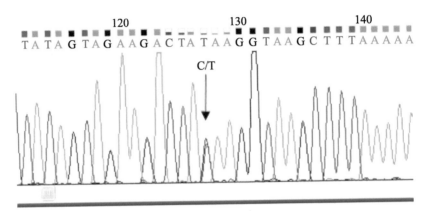

图 12 – 1　Exon 4 第 538 位碱基由 C 突变为 C/T，该突变导致基因 180 号密码子由 CAA 变成 CAA/TAA

【定位诊断】

锥体外系（黑质 – 纹状体系统）

患者临床表现为行走困难，双下肢僵硬，运动迟缓，双上肢僵硬，精细动作差，伴双手不自主抖动，写字困难，近期出现构音障碍。查体：神志清楚，言语稍含糊，四肢肌力正常，双下肢肌张力明显增高，双上肢肌张力轻度增高，双上肢可见姿势性震颤，四肢腱反射偏活跃，双侧病理征阴性。共济可，轮替动作慢。行走速度缓慢，右下肢拖地，躯干稍左偏。后拉试验阴性。上述表现符合锥体外系受累表现，符合运动减少 – 肌张力增高症候群，定位于锥体外系的黑质 – 纹状体系统。

【定性诊断】

1. 诊断

多巴反应性肌张力障碍

2. 诊断依据

患者青少年女性，隐匿起病，慢性进展性病程，临床表现为行走困难、肢体僵硬，运动迟缓，书写困难。查体可见四肢肌张力增高，运动迟缓，行走右下肢拖地，躯干稍左偏，符合帕金森综合征－肌张力障碍综合征的诊断。患者对小剂量左旋多巴反应佳，*DYT5*（*GCH 1*）基因存在致病突变，该突变导致编码的氨基酸发生变化，由谷氨酰胺变为谷氨酰胺和终止密码子。因此诊断为多巴反应性肌张力障碍。

3. 多巴反应性肌张力障碍诊断标准

诊断依赖病史体征，目前多采用 Segawa 和 Nygaard 的标准：①儿童期起病，成年期起病少见；②女性患者较多见；③临床表现以肌张力障碍为主，儿童期多以一侧下肢或足部的肌张力障碍、步态异常、震颤等为首发症状，成年发病者多以帕金森病样表现为首发症状；④症状多有明显的晨轻暮重现象；⑤小剂量多巴制剂有明显疗效，长期服用无明显不良反应；⑥有阳性家族史，大部分患者常染色体显性遗传，少数呈隐性遗传，部分病例呈散发性；⑦如未经多巴制剂治疗，肌张力障碍在 15 岁以前进展较快，随后进展减慢，到 30 岁左右相对稳定。其中⑤为临床多巴反应性肌张力障碍的必备条件。

【治疗过程】

患者入院后给予美多芭 62.5mg 测评，自评最大改善率 90%。此后给予美多芭 62.5mg，每日 1 次，1 天后患者症状大部分缓解，1 周后行走困难基本消失，患者可正常生活。

讨论与分析

【病例特点】

（1）青少年女性，隐匿起病，慢性进展性病程。

（2）以行走困难、肌肉发僵，躯干轻度异常姿势，伴双上肢姿势性震颤为主要表现，症状存在日间波动性，表现为晨轻暮重。

（3）体检显示：（14 时）言语稍含糊，四肢肌力 5 级，双下肢肌张力明显增高，双上肢肌张力轻度增高，双上肢可见姿势性震颤，双侧指鼻、跟膝胫试验稳准，轮替动作慢，闭目难立征阴性。行走速度缓慢，右下肢拖地，躯干稍左偏。后拉试验阴性。

（4）小剂量美多芭（62.5mg）症状存在戏剧性改善。

（5）*DYT5*（*GCH 1*）基因：Exon 4 序列异常，第 538 位碱基由 C 突变为 C/T，该突变导致基因 180 号密码子由 CAA 变成 CAA/TAA，编码的氨基酸发生变化，由谷氨酰胺变为谷氨酰胺和终止密码子。

【诊疗思路】

患者青少年女性，临床主要症状为帕金森综合征，伴肌张力障碍，诊疗思路应从青少年帕金森综合征鉴别诊断入手。

目前将起病年龄 < 21 岁定义为青少年帕金森综合征（juvenile parkinsonism），是一种临床表现，多种疾病均可出现帕金森综合征。

青少年帕金森综合征原因众多，主要包括以下：

1. 遗传性帕金森病

Parkin、*PINK 1*、*PARK7* 基因突变是导致青少年帕金森综合征的常见遗传性因素，呈常染色体隐性遗传。

Parkin 基因又称 *PARK2*，呈常染色体隐性遗传，位于6q25.2 – 27，全长 500kb，是早发性 PD 的常见致病基因。无论有无家族史，*Parkin* 基因突变在早发性 PD 患者均可出现。欧洲研究显示49%具有常染色体隐性遗传家族史的早发性 PD 患者存在 *Parkin* 基因突变，不同国家和地区散发型早发性 PD 患者 *Parkin* 基因突变频率在 1.75% ~

21%，以 20 岁前起病者突变阳性率最高。*Parkin* 基因编码 *Parkin* 蛋白，分子量为 52kd，由 465 个氨基酸构成，是一种泛素连接酶，遗传上高度保守。临床上 *Parkin* 基因突变者疾病进展缓慢，多以震颤和运动迟缓为首发症状，肌张力障碍和对称性症状早发且多见，晨起症状轻，查体可见腱反射异常活跃，对左旋多巴反应良好，但可出现药物远期并发症，包括异动症、剂末现象等。

PINK1（PTEN – induced kinase 1/PTEN 诱导激酶 1）又称 *PARK6*，基因定位于 1p35 – p36，含有 8 个外显子，全长 1.8kb，呈常染色体隐性遗传，编码四硝酸戊四醇（酯）戊四硝酯诱导激酶 1（PINK 蛋白）。*PINK1* 突变在遗传性青少年帕金森综合征中排第二位，约占 1%~9%。患者病情缓慢进展，对左旋多巴有效，初期可有肌张力障碍。PINK 蛋白含有 581 个氨基酸，N 端存在一个线粒体定位序列，可能通过减轻应激状态下线粒体功能障碍和细胞凋亡保护神经元。突变的 PINK 蛋白稳定性、定位以及激酶活性受到破坏，造成线粒体功能异常、氧化应激，从而引发 PD。目前已发现多个突变与 PD 有关，包括 Thr313Met、G309D、Trp437X 等。此外，Arg340Thr、IVS5 – 5G > A 等可增加我国汉族晚发性 PD 发生风险。

PARK7 即 *DJ – 1*，最早在欧洲两个早发性 PD 家系中发现，呈常染色体隐性遗传，约占青少年帕金森综合征的 1%~2%。*DJ – 1* 基因位于 1p36.2 – 36.3，含有 7 个外显子，全长 24kb，其突变类型多样，包括错义突变、截短突变、剪切位点突变、外显子重排突变等。*DJ – 1* 编码 DJ – 1 蛋白，含有 189 个氨基酸，是氢过氧化物反应蛋白，参与机体氧化应激反应过程。*DJ – 1* 与 PINK1/Parkin 通路一样在氧化应激的环境中可以维持线粒体的功能。突变的 DJ – 1 蛋白使细胞容易受到氧化应激的损伤，尤其是线粒体复合物 1 更容易受损。患者临床表现为缓慢进展、左旋多巴反应的帕金森综合征。

2. 其他遗传和变性病

包括多巴反应性肌张力障碍、肝豆状核变性、亨廷顿舞蹈病、脊髓小脑性共济失调、快速起病肌张力障碍－帕金森综合征、神经棘红细胞增多症、线粒体疾病、神经元核内包涵体病、Gaucher 氏病。

多巴反应性肌张力障碍是常染色体显性遗传病，是一组以肌张力障碍和帕金森综合征为主要症状，对抗胆碱能制剂和左旋多巴有特效。临床表现多样，可表现为肌张力障碍、脑瘫样症状、帕金森综合征。症状存在日间波动性。

肝豆状核变性（hepatolenticular degeneration，HLD）又名 Wilson 病（Wilson disease，WD），是一种常染色体隐性遗传的铜代谢障碍疾病，致病基因 *ATP7B* 定位于染色体 13q14.3，编码一种铜转运 P 型 ATP 酶。*ATP7B* 基因突变导致 ATP 酶功能减弱或消失，引致血清铜蓝蛋白合成减少以及胆道排铜障碍，蓄积在体内的铜离子在肝、脑、肾、角膜等处沉积，引起进行性加重的肝硬化、锥体外系症状、精神症状、肾损害及角膜色素环（Kayser－Fleischer ring，K－F 环）等。

临床分型：

（1）肝型：①持续性血清转氨酶增高；②急性或慢性肝炎；③肝硬化（代偿或失代偿）；④暴发性肝衰竭（伴或不伴溶血性贫血）。

（2）脑型：①帕金森综合征；②运动障碍：扭转痉挛、手足徐动、舞蹈症状、步态异常、共济失调等；③口－下颌肌张力障碍：流涎、讲话困难、声音低沉、吞咽障碍等；④精神症状。

青少年起病的亨廷顿舞蹈病可表现为帕金森综合征中的少动－僵直综合征。其他症状包括癫痫、发育迟缓等。

脊髓小脑性共济失调可表现为青少年帕金森综合征，特别是 2 和 3 型。SCA3 引起的帕金森综合征多为青少年起病，对左旋多巴有反应。SCA3 的核心表现包括突眼、小脑性共济失调、肌强直、锥体束征、肌萎缩等。锥体外系受累可有多种表现，包括肌张力障碍、静止性震颤、运动迟缓等。该类患者 CAG 重复次数通常属于异常范围的低限，对左旋多巴的反应不一。*ATXN3* 基因突变患者出现帕金森综合征样表现可能与中低等长度的异常蛋白易于在锥体外系沉积有关。在发病早期，伴有锥体外系受累的 SCA3 很难与帕金森病鉴别，有阳性家族史且家系中有小脑体征的患者有助于诊断。

快速起病肌张力障碍 – 帕金森综合征是由 *ATP1A3* 基因突变所致，临床表现为快速起病肌张力障碍和运动迟缓，对左旋多巴反应差，急性起病后进入一段长期稳定期。

神经棘红细胞增多症（neuroacanthocytosis，NA）是一组罕见的多系统受累的遗传性疾病，一般患病率为（1 ~ 5）/10 万，患者表现为外周血棘红细胞增多和进行性基底节退行性改变。临床主要表现为进行性舞蹈样运动障碍、精神症状、锥体外系症状、认知功能下降以及其他多系统损害，包括肌病和周围神经等。

Gaucher 病（Gaucher disease，戈谢病）是一种溶酶体贮积病，为常染色体隐性遗传病。该病由于葡萄糖脑苷脂酶基因突变导致机体葡萄糖脑苷脂酶活性缺乏，造成其底物葡萄糖脑苷脂在肝、脾、骨骼、肺，甚至脑的巨噬细胞溶酶体中贮积，形成典型的贮积细胞即"戈谢细胞"，导致受累组织器官出现病变，临床表现多脏器受累并呈进行性加重。戈谢病常有多脏器受累的表现，但轻重程度差异很大，临床可有共济失调、角弓反张、癫痫、肌阵挛，伴发育迟缓、智力落后、帕金森综合征等表现。

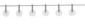

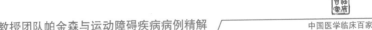
3. 感染、免疫疾病引起的青少年帕金森综合征

包括系统性红斑狼疮、感染性疾病等可继发帕金森综合征。系统性红斑狼疮（SLE）是一种可累及全身各种组织及脏器的自身免疫性疾病，出现中枢神经系统病变称为狼疮性脑病（NPLE）。以帕金森综合征为主要临床表现的 NPLE 罕见。系统性红斑狼疮所致青少年帕金森综合征主要表现为少动 - 僵直和震颤。其他 SLE 导致的神经系统症状包括癫痫、精神症状、颅神经麻痹等。NPLE 临床表现复杂，主要表现形式有 3 种：①器质性脑综合征（ORS）；②癫痫发作；③脑血管意外。ORS 的临床特征为早期表现为识别、记忆、定向障碍，继之出现精神异常、兴奋或抑郁，严重者发展为木僵或昏迷；癫痫发作形式多种多样，以全面性强直阵挛发作最为常见和最为严重；脑血管意外的表现形式主要为血栓形成或出血。儿童患者可表现为少见的舞蹈症；表现为帕金森综合征者罕见。

4. 结构性病变、中毒、药物等引起的青少年帕金森综合征

结构性病变包括肿瘤、脑积水、卒中、脑桥外髓鞘溶解等。脑肿瘤的放射疗法也会出现帕金森综合征。可导致青少年帕金森综合征的毒物包括一氧化碳、甲醇、甲苯、氯化物、锰等。药物性帕金森综合征指一类阻断突触后多巴胺受体的药物引起的帕金森综合征。主要药物包括多巴胺受体阻滞剂、抗抑郁药、多巴胺耗竭药物、钙拮抗剂、抗心律失常药物。多巴胺受体阻滞剂是药物性帕金森综合征最为常见且最具有代表性的药物，多巴胺受体阻滞剂通过阻断中脑边缘系统通路和中脑黑质通路来发挥抗精神病作用，通过阻断黑质纹状体通路的多巴胺受体来减退多巴胺功能。多巴胺受体阻滞剂包括吩噻嗪类药物（奋乃静、氟奋乃静、三氟丙嗪、三氟拉嗪等）、丁酰苯类（氟哌啶醇）、苯甲酰胺衍生物。药物性帕金森

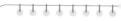

综合征在症状方面类似于帕金森病，药物性帕金森综合征一般在给药后的120~180天出现症状，服药1年以上者差异显著。停止服用药物之后，帕金森综合征患者的临床症状有所好转，继续应用则会使得帕金森综合征患者临床症状加重。

疾病介绍

多巴反应性肌张力障碍

【概述】

1976年，Segawa首先报道一组疾病，其特征是症状的日间波动，早晨近乎正常而午后有明显的运动障碍，又称为Segawa病。1988年，Nygaard等总结了一组以肌张力障碍和帕金森综合征为主要症状、对抗胆碱能制剂和左旋多巴有特效的患者，并提出了多巴反应性肌张力障碍（dope－reactive dystonia，DRD）的概念。

【发病频率】

DRD约占儿童期发病肌张力障碍患者的5%~10%。女性多见，为男性的2~4倍。

【遗传方式】

按遗传方式不同，DRD分为常染色体显性遗传（autosomal dominant，AD）和常染色体隐性遗传（autosomal recessive，AR），前者多见。DRD致病基因外显率不完全（约31%），女性外显率（约45%）大于男性（约15%）。AD DRD为编码三磷酸鸟苷环化水解酶1（GTP－Cvclohydrolase 1，*GCH 1*）的基因突变导致*GCH1*活性降低，从而使得多巴胺的合成减少，多巴胺功能不足，导致肌张力障碍及帕金森症候群。*GCH1*基因有相当高的自发突变率，可

笔记

以解释部分散发病例。AR DRD 可能与酪氨酸羟化酶（tyrosine hydroxylase，TH）基因突变有关，一般病情较重．有高苯丙氨酸血症，可有类似痉挛性截瘫的表现。50% ~ 60% 的 DRD 患者存在 *GCH1* 基因和 *TH* 基因突变，大约一半的 DRD 患者无家族史或 *GCH1* 或 *TH* 基因突变。

【发病机制】

AD DRD 由于 *GCH1* 基因异常，导致黑质纹状体多巴胺能神经元中 *GCH1* 活性部分下降所致。*GCH1* 是 GTP 合成四氢生物蝶呤（tetrahydro - biopterin，BH）的起始酶和限速酶。BH 作为芳香族氨基酸羟化酶的必需辅因子，参与它们活性的调节。因此，*GCH1* 基因的缺陷，会影响苯丙氨酸代谢和单胺类神经递质的合成，从而出现临床症状。

【临床表现】

起病年龄从婴儿期至 12 岁不等，平均 6 岁，个别患者可延迟至 50 ~ 60 岁发病。女性多于男性，女：男比例约为 4：1。在临床表现方面，典型的 DRD 临床特点为：①儿童期起病；②下肢开始的肌张力障碍，逐渐进展为全身的肌张力障碍和帕金森综合征；③呈日间波动性，晨轻暮重，运动后加重；④无帕金森性静止性震颤；⑤对左旋多巴具有明显而持续的药物反应，且无任何不良反应。由于黑质纹状体多巴胺能神经元末端的酪氨酸羟化酶活性呈增龄性变化：在儿童早期活性最高，30 岁前随着年龄的增长呈指数减低，自 40 岁后酪氨酸羟化酶活性稳定，不再随年龄而变化，因此 DRD 的临床表现常随年龄呈现出规律性演变。另外黑质纹状体多巴胺能神经元功能存在左右不对称性，所以患者症状也可表现出左右不对称性。

【鉴别诊断】

DRD 患者临床上易被误诊为脑瘫及痉挛性截瘫、青少年型帕金森病、Wilson 病、心因性疾病等。脑瘫患者多有围产期损伤史；痉挛性截瘫原因众多，临床表现可分为单纯型、复杂型，对左旋多巴疗效欠佳；青少年型帕金森病患者常出现药物诱导的肢体舞蹈性运动障碍及疗效减退现象；DRD 患者无认知功能障碍，无肝脏肿大及角膜 K－F 环，无血清铜蓝蛋白及血清铜降低，无头颅 MRI、肝脏 B 超异常，有助于与 Wilson 病相鉴别；心理精神因素则在试用多巴制剂无效、其他各项检查无异常后方可考虑。

【辅助检查】

常规检查包括血尿便常规、生化等无异常；影像学方面，DRD 患者无脑结构异常，因此头颅 CT 和（或）MRI 扫描正常。

【治疗】

在 DRD 的治疗方面，绝大多数患者对左旋多巴单药治疗呈现明显而持续的疗效。DRD 对小剂量多巴制剂的良好反应性既可用于治疗，又有助于对可疑 DRD 的诊断。一般从小剂量左旋多巴 25~50mg/d 开始治疗，逐步增大剂量至临床症状改善。多数患者每天 300mg 以内剂量可很好改善症状，如剂量增至 100mg，每日 3 次仍无效，需高度怀疑 DRD 诊断。

参考文献

1. Segawa M, Nomura Y, Nishiyama N. Autosomal dominant guanosine triphosphate cyclohydrolase I deficiency（Segawa disease）. Ann Neurol, 2003, 54 Suppl 6: S32－S45.

2. Furukawa Y, Kapatos G, Haycock JW, et al. Brain biopterin and tyrosine hydroxylase in asymptomatic dopa－responsive dystonia. Ann Neurol, 2002,

笔记

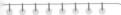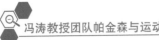

51 (5)：637 – 641.

3. Hagenah J, Saunders – Pullman R, Hedrich K, et al. High mutation rate in dopa – responsive dystonia：detection with comprehensive *GCH1* screening. Neurology, 2005, 64 (5)：908 – 911.

4. Furukawa Y. Genetics and biochemistry of dopa – responsive dystonia：significance of striatal tyrosine hydroxylase protein loss. Adv Neurol, 2003, 91：401 – 410.

（马凌燕）

病例 13
肌阵挛 - 肌张力障碍综合征

病历摘要

患者男性，24 岁。主诉："发作性全身抖动 8 年"。

患者 8 年前因考试紧张出现右手轻微颤抖，尚可写字，未予重视。次周患者在讲台上做题时出现全身抖动，幅度较小，回到座位后症状消失。其后患者常于情绪紧张、心慌时出现全身抖动，以上半身为主，速度快，频率及幅度不定，无肢体麻木、无力，无意识障碍、精神异常等，数分钟心情平静后症状消失，持续时间不超过5 分钟，遗留轻度疲劳感，发作间期四肢活动正常，未规律诊治。7年前患者症状逐渐加重，被人关注、处于陌生环境和执行动作时全身抖动发作增多，幅度增大，伴心脏及胸腹肌肉收缩感，伴心悸、出汗、呼吸浅快，全身抖动时无法写字、进食，蹲下、独处或分散

笔记

注意力后症状缓解，抖动不能自控，但饮用白酒可减少症状发作 2~3 小时。6 年前外院就诊，查头颅 CT 未见异常，EEG 提示轻度异常，考虑"社交恐惧症、抽动症"，给予利培酮等药物（剂量不详）及心理治疗，全身抖动发作频率稍减少。患者病程中无构音障碍、不自主发声，无姿势异常、舞蹈样动作，无走路不稳、智能减退，无黄疸、肝脾肿大，无怕热、多食、易饥、腹泻等，为求进一步诊治收入院。

患者病程中逐渐出现情绪低落及自卑心理，自觉被人嘲笑、鄙视，认为自己是家庭的负担，与家人关系疏远，性格稍暴躁，睡眠、食欲可，二便正常，体重无明显变化，否认皮疹、光过敏、口腔溃疡、口干眼干、关节肿痛及雷诺现象等。

既往史： 体健，否认慢性疾病史，否认服用抗精神病药物及一氧化碳中毒病史。否认类似家族史。

个人史： 足月顺产，母乳喂养，体格、智能发育与同龄儿无异，学习成绩中上等，体育成绩一般。

【入院查体】

神经系统专科查体：神志清楚，言语流利，高级皮层功能检查正常，紧张时患者全身抖动明显，以上半身为主，抖动速度快，闪电样，短时间内自行缓解。角膜未见 K–F 环，双侧瞳孔等大等圆，直径 3mm，眼球各向运动可，直接及间接对光反射存在，余颅神经未见明显异常。四肢肌力 5 级，肌张力正常。双手指鼻、轮替稳准，双下肢跟膝胫试验稳准。右上肢写字时可见异常姿势，右手不自主屈曲，未见四肢静止性或姿势性震颤。双侧腱反射对称引出，双侧 Babinski 征、Chaddock 征阴性。步态正常，直线行走、足跟及足尖行走可。双侧肢体针刺觉、音叉振动觉正常对称，Romberg 征阴性，颈软无抵抗，脑膜刺激征阴性。

【实验室检查】

血常规、尿常规、粪常规、凝血全套、生化、蛋白电泳、糖化血红蛋白、血液系统检查正常。

铜蓝蛋白、尿有机酸：正常范围。

甲状腺功能、抗链球菌溶血素 O 试验、类风湿因子：正常范围。

眼科检查 K–F 环：阴性。

脑电图：边缘状态。

肌电图：未见神经源性及肌源性损害。

心理医学科会诊：诊断社交焦虑。

为进一步明确诊断，行 SGCE（DYT11）基因检测，检测结果提示：SGCE 基因 Exon5 存在异常杂合突变，c. 658insGG（p. Glu220Glyfs × 28）。在第 194 位碱基 G 和 195 位碱基 A 之间插入两个碱基 GG，氨基酸读码框改变（图 13–1）。该突变来自于其父亲。

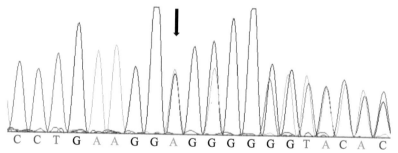

图 13–1　Exon5 存在异常杂合突变，在第 194 位碱基 G 和 195 位碱基 A 之间插入两个碱基 GG，氨基酸读码框改变

【定位诊断】

患者临床表现为发作性全身抖动，速度快，闪电样，以上半身受累明显，查体：可见闪电样抖动，写字时可见右上肢姿势异常，右手屈曲，无运动迟缓。患者抖动考虑肌阵挛可能性大，皮层、皮

层下、脊髓、周围神经受累均可出现肌阵挛；除此之外，患者存在书写痉挛，考虑锥体外系受累。

【定性诊断】

诊断：肌阵挛－肌张力障碍综合征。

诊断依据：患者存在肌阵挛，同时查体可见右上肢书写痉挛，符合肌张力障碍表现，即患者同时存在肌阵挛和肌张力障碍，且肌阵挛对酒精反应良好，首先考虑肌阵挛－肌张力障碍综合征。该病临床上可表现肌阵挛和肌张力障碍，其中肌阵挛是该病的主要临床表现，是主要致残症状，多累及上肢和躯干，姿势、动作、精神因素可诱发或加重。值得注意的是，该病肌阵挛对酒精有反应，即饮酒后肌阵挛可有不同程度改善。肌张力障碍在本病中多为轻到中度，常见临床表现为痉挛性斜颈和书写痉挛，在20%患者中肌张力障碍可为首发症状。除肌阵挛和肌张力障碍外，患者还存在精神障碍，包括抑郁、焦虑、强迫症、注意力缺陷多动障碍等。该患者临床症状符合肌阵挛－肌张力障碍综合征的表现，且 *SGCE*（*DYT11*）检测存在致病突变，可确诊。

【治疗过程】

患者主要临床症状表现为肌阵挛，伴书写痉挛，在基因检测结果出来之前，给予美多芭62.5mg，每日2次，口服3天后无明显疗效，加量至125mg，每日2次，疗效不佳，遂逐渐停用。基因检测结果提示 SGCE 基因突变所致肌阵挛－肌张力障碍综合征，给予氯硝西泮，从0.5mg，每日2次起始，逐渐加量至1mg，每日2次，患者肌阵挛症状明显改善。

除肌阵挛和肌张力障碍外，患者存在社交焦虑，给予帕罗西汀20mg，每日1次，焦虑症状有所缓解。

讨论与分析

【病例特点】

（1）患者青年男性，少时起病，逐渐加重，病程 8 年。

（2）临床主要表现为情绪紧张、激动时出现全身抖动，被人关注、处于陌生环境时症状发作增多，频率及幅度不定，饮用白酒后抖动减轻。给予利培酮、帕罗西汀等药物治疗及心理治疗无效。

（3）查体显示：高级皮层功能正常，紧张时患者全身抖动明显，以上半身为主，抖动速度快，闪电样，短时间内自行缓解。角膜未见 K–F 环。四肢肌力 5 级，肌张力正常。右上肢写字时可见异常姿势，右手不自主屈曲，双侧腱反射对称引出，双病理征阴性。

（4）辅助检查

常规检查（血尿便常规、生化、血液系统检查）正常。

铜蓝蛋白、尿有机酸：正常范围。

甲状腺功能、抗链球菌溶血素 O 试验、类风湿因子：正常范围。

K–F 环：阴性。

脑电图：边缘状态。

肌电图：未见神经源性及肌源性损害。

心理医学科会诊：诊断社交焦虑。

（5）基因检测提示 *SGCE*（*DYT11*）基因存在致病突变，Exon5 存在杂合突变：第 194 位碱基 G 和 195 位碱基 A 之间插入两个碱基 GG，导致氨基酸读码框改变（p. Glu220Glyfs×28）。

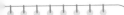

【诊疗思路】

本病例诊疗思路主要集中在两点，即明确患者抖动的具体运动类型和肌阵挛的常见原因。

1. 抖动所属运动类型

患者主诉抖动，临床上相关的模式可能有：震颤、肌张力障碍、舞蹈样动作、肌阵挛、抽动和其他等。

（1）震颤是一种节律性、交替性摆动动作，指主动肌和拮抗肌节律性收缩，通常明显地比肌阵挛慢。两种临床最常见的特发性和帕金森病性震颤的频率范围通常是 4 ~ 8Hz。小脑及其传出通路疾病的震颤，其频率是 2 ~ 3Hz。生理性震颤的频率更快，经常是 8 ~ 10Hz。但是震颤偶尔也可能呈抽动性及不规律性，很像肌阵挛，需行电生理检查来鉴别两者。

（2）肌张力障碍是主动肌与拮抗肌收缩不协调或过度收缩引起的以肌张力异常的动作和姿势为特征的运动障碍综合征，具有不自主性和持续性的特点，其病因可分为原发性和继发性。

（3）舞蹈样动作，顾名思义，指出现不自主舞蹈样动作，一般幅度较大，无规律性。通常是一种快速、不规则，非节律性、非持续性的不随意运动，运动的时间、方向及分布均不恒定，是随机变化的，容易与肌阵挛相区别。

（4）肌阵挛指一次突然快速的不自主的肌肉收缩，是起源于中枢或周围神经系统的突然、快速、短暂、闪电样的不自主肌肉收缩或放松。通常一次肌阵挛的单次发作时间 <0.2 秒。

（5）抽动表现为突然、自发、无目的的简单和复杂的运动或发声，典型的情况是在抽搐前常伴有一种想动的冲动感，并且完成抽搐后则常会有一种轻松感。抽动呈短暂性，但可以人为地被暂时抑制，而肌阵挛不具有这一特征。上述抖动所属的运动类型和特点总结见表13-1。

表13-1　主诉为抖动的运动类型及其特点（速度、幅度、节律性）

运动类型	运动特点
震颤	有节律，幅度小或中等，速度慢或中等
肌张力障碍	不太快，不太慢；不太大、不太小；不太有节律，有固定模式和特定方向
抽动	相对固定模式，慢或快，常无节律；运动发生前有运动欲望，运动后有释放快感；可被抑制；可伴有秽语。
舞蹈样动作	快速，无规律，变化多样而无方向性，运动幅度大；可合并其他运动障碍，动作复杂
肌阵挛	快速，闪电样，有或无节律

2. 肌阵挛特征及常见病因

肌阵挛（myoclonus）为起源于神经系统的突发、短暂、闪电样不自主运动，肌阵挛性抽动在肌电图上可记录到10~50ms的运动单位放电，很少长于100ms。正性肌阵挛是指某一块或一组肌肉的快速主动性的收缩，负性肌阵挛指主动肌的肌张力出现短暂的丧失而导致的抽动。肌阵挛也可以呈静止性、姿势性或随意运动性（动作性肌阵挛），或由外界刺激所诱发（反射性肌阵挛）。肌阵挛既可以是反复的、有节律的（节律性肌阵挛）也可以是无目的的、不可预测的。

肌阵挛依分布情况可分为：①局灶性肌阵挛：仅涉及相邻的几块肌肉；②节段性肌阵挛：肌阵挛局限于身体的一个节段，例如肩部；③全身性肌阵挛：同步的肌阵挛抽动累及身体的大部分；④多灶性肌阵挛：指肌阵挛抽动广泛分布全身，经常以无法预测的、非同步的形式出现。

根据肌阵挛的起源可分为皮层、脑干、脊髓或周围神经源性肌阵挛。①皮层性肌阵挛起源于感觉－运动皮层中的高度兴奋病灶，表现为肌肉自发性抽动，典型的累及上肢、下肢或面部，有时局限于身体的一部分。②脑干性肌阵挛，起源于脑干的肌阵挛有惊跳发作、软腭肌阵挛和网状反射性肌阵挛。惊跳发作表现为未预料的突然声音刺激时全身轴性的肌肉抽动和其他运动反应，电生理显示脑干弥散性异常。网状反射性肌阵挛多表现为全身近端性抽动，从低位脑干支配的肌肉开始，向两端扩散。③脊髓性肌阵挛有两种表现形式：节段性肌阵挛和脊髓固有性肌阵挛。脊髓节段性肌阵挛表现为身体的某一部分的肌肉抽动，有时呈节律性，累及数个脊髓节段，由局灶脊髓病变引起异常放电所致。脊髓固有性肌阵挛产生于胸段脊髓，全身轴性的肌肉抽动，通常从腹部肌肉开始，向躯干上下扩展。④周围性肌阵挛源自周围神经系统损害，包括脊神经根、神经丛或周围神经，局限于身体一个节段的局灶性肌阵挛抽动，多累及肢体近端肌肉、躯干肌、面神经支配的肌肉（偏侧面肌痉挛）。

依据肌阵挛的病因可分为：①生理性肌阵挛，如睡眠肌肉跳动、呃逆、良性婴儿肌阵挛，一般很少需要治疗。②原发性肌阵挛，是一种常染色体显性遗传病，以肌阵挛和肌张力障碍为特点，通常该病与 SGCE 基因突变有关。③癫痫肌阵挛，癫痫发作是本病的主要症状，如婴儿肌阵挛、肌阵挛性失神发作、青少年肌阵挛性癫痫等。④进行性肌阵挛性癫痫（PME），是一组由不同病因引起的以癫痫、肌阵挛和进行性神经功能障碍为特点的变性病，包括神经元蜡样褐脂质沉积病、Lafora 体病、MERRF（伴破碎红纤维肌阵挛癫痫）、MELAS（线粒体脑肌病，乳酸血症及卒中样发作）、唾液酸沉积症及 Unverricht－Lundborg 病。⑤症状性肌阵挛，可出现于心脏骤停后（缺氧后肌阵挛）、外伤、代谢性脑病或药物中毒后以及多种变性病中，如亨廷顿病、老年痴呆、帕金森病、皮

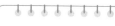

层 – 基底节变性、多系统萎缩、亚急性硬化性全脑炎等。

该患者常规检查及头颅 MRI 未见异常，无继发性因素（感染、肿瘤、炎症、免疫、药物等），脑电图未见痫性放电，且肌阵挛症状对酒精有明显反应，饮酒后症状明显改善，首先考虑原发性，综合患者存在肌张力障碍（书写痉挛），诊断首先考虑肌阵挛 – 肌张力障碍综合征。进行 SGCE（DYT11）基因检测，发现致病突变，可以确诊。

【鉴别诊断】

该患者疾病需与以下疾病相鉴别：

（1）惊跳综合征：该病表现为外界刺激引起震颤、肌阵挛等不自主运动，与环境因素明确相关，为良性病变，一般预后较好。该患者虽有外界诱因，但肌阵挛发作频繁，影响正常生活，不支持。

（2）肌阵挛癫痫：该患者临床表现具有短暂性、重复性、刻板性、发作性的特点，为肌阵挛发作，需要考虑癫痫可能。但患者发作过程中无意识丧失及其他伴随症状，其症状与外界环境存在明显相关性，为不支持点，发作期脑电图未见癫痫样放电可排除该诊断。

（3）功能性疾病：精神性运动障碍在躯体化障碍、抑郁的患者中可以见到，其临床表现多样。本患者全身抖动发作多于情绪紧张、激动时出现，被人关注或处于陌生环境时发作增多，外院给予药物治疗无确切疗效，神经系统查体未见明显异常，精神性震颤不能除外。但该病为排除性诊断，需完善相关检查除外器质性病变后方可诊断。本患者肌阵挛 – 肌张力障碍基因检测阳性，提示功能性疾病可能性小。

（4）抽动症：抽动症可表现为躯体的急速抖动或扭转，可局限于某一区域，也可波及全身，动作可重复出现，在情绪波动、劳累、精神受刺激时增多。患者青年男性，少时起病，临床主要表现为情绪紧张时出现全身抽动，患者就诊时需要考虑抽动－秽语综合征可能。该病可能是一种常染色体显性遗传伴外显率表现度变异的疾病，在青少年和儿童起病，男性多见，表现为重复不自主的快速无目的的动作及发声痉挛，可受意志控制达数小时。患者病程中无不自主发声的临床表现，自诉症状发作不受意志控制，且无相关家族病史，为不支持点。

📋 疾病介绍

肌阵挛－肌张力障碍综合征（myclonus－dystonia syndrome，MDS）是一组具有遗传异质性的运动障碍疾病，主要以肌阵挛和肌张力障碍为唯一或主要的症状。MDS 是一种少见的常染色体显性遗传疾病，该病通常于儿童期或青少年期起病，发病比例男女相同，总的人群发病率目前未知。临床上以肌阵挛为主要表现，可伴随精神症状，如：焦虑、抑郁、强迫症、惊恐发作等，乙醇可显著改善肌阵挛症状。

MDS 为不完全外显的常染色体显性遗传疾病，其遗传存在明显的异质性。该病主要是由位于 7q21 上的 SGCE 基因突变引起。SGCE 可能与细胞黏合和组织完整性有关。SGCE 包含 11 个外显子，在胚胎及成人脑组织（如基底节、小脑）中高效表达。新突变分散在外显子 3、4、5、6、7 中，以外显子 3 中出现最多。

临床表现：临床上可表现肌阵挛和肌张力障碍，其中肌阵挛是该病的主要临床表现，是主要致残症状，多累及上肢和躯干，姿势、动作、精神因素可诱发或加重。值得注意的是，该病的肌阵挛症状对酒精有反应，即饮酒后肌阵挛可有不同程度改善，患者可因

笔记

此而长期饮酒，询问病史时需注意。肌张力障碍在本病中多为轻到中度，常见临床表现为痉挛性斜颈和书写痉挛，在 20% 患者中肌张力障碍可为首发症状。除肌阵挛和肌张力障碍外，患者还存在精神障碍，包括抑郁、焦虑、强迫症、注意力缺陷多动障碍等，同时肌阵挛发作与情绪变化相关，在临床诊断时经常被误诊为精神障碍性疾病，需要进行详细鉴别。

此病患者缺乏其他神经系统体征，实验室检查阴性，有别于其他病因所致的肌阵挛。此病呈良性病程，多在起病后缓慢进展至成年期趋于稳定，病程中病情可有轻微波动。

辅助检查方面，头颅 MRI 无异常。肌阵挛出现时，肌电图可记录到肌阵挛的发放电位为同步、对称，有时为非同步、非对称，也可表现为主动肌和拮抗肌的同步收缩。脑电图检查无痫样放电。

2009 年肌阵挛 – 肌张力障碍综合征诊断标准：①早发（＜20 岁）；②肌阵挛主要累及身体上半部，伴或不伴肌张力障碍；③阳性家族史，父系遗传；④排除其他疾病，如小脑共济失调、痉挛及痴呆；⑤头颅 MRI 正常。

治疗方面包括药物及手术治疗，药物治疗是主要治疗方法。尽管乙醇可以显著改善肌阵挛 – 肌张力障碍综合征的症状，但长期应用易产生成瘾性，故不作为常规治疗药物。苯二氮卓类药物可以改善肌阵挛的症状，常用的药物是氯硝西泮，对肌阵挛中度有效，疗效与乙醇接近。有报道称抗癫痫药物、抗胆碱药、左旋多巴类药物对部分患者有效，但非首选。手术方面，脑深部电刺激（DBS）手术通过植入相关电极，可以对深部脑组织的特定部位提供连续脉冲刺激。DBS 是治疗难治性运动障碍疾病的一种有效手段。目前有多篇报道应用 DBS 手术治疗 MDS 取得较好疗效，是未来治疗趋势。

参考文献

1. Meinck HM. Myoclonus as a movement disorder. Nervenarzt, 2017, 88 (10): 1133 – 1140.

2. Lowrie M, Garosi L. Classification of involuntary movements in dogs: Myoclonus and myotonia. J Vet Intern Med, 2017, 31 (4): 979 – 987.

3. Nepožitek J, Šonka K. Excessive fragmentary myoclonus: What do we know? Prague Med Rep, 2017, 118 (1): 5 – 13.

4. Genton P, Striano P, Minassian BA. The history of progressive myoclonus epilepsies. Epileptic Disord, 2016, 18 (S2): 3 – 10.

5. Nardocci N. Myoclonus – dystonia syndrome. Handb Clin Neurol, 2011, 100: 563 – 575.

6. Hartmann CJ, Leube B, Wojtecki L, et al. A novel mutation of the SGCE – gene in a German family with myoclonus – dystonia syndrome. J Neurol, 2011, 258 (6): 1186 – 1188.

（马凌燕）

病例 14
帕金森病 DBS 术后程控技术

病历摘要

患者男性，65岁。主因"运动迟缓8年，肢体抖动7年，DBS术后2年余"入院。

患者8年前无明显诱因出现运动迟缓，精细动作笨拙，伴有肢体僵硬感，以左侧肢体为著。7年前出现左上肢不自主抖动，静止时出现，持物时减轻，紧张及生气时明显加重，睡眠时消失，开始口服美多芭62.5mg，每日3次，自诉服药后运动迟缓及肢体抖动症状可明显改善。之后几年肢体抖动症状逐渐加重，从左上肢发展至左下肢、右上肢、头颈部，并出现嗅觉减退。4年前出现行走缓慢，上肢联带动作减少，面部表情减少，言语缓慢，语调低沉，夜间翻身困难，伴有尿频、尿急、便秘、情绪低落，无睡眠中大喊大叫、手舞足蹈等行为，无体位性头晕，无记忆力减退。美多芭逐渐加量至 250mg，每日 3 次，并加用吡贝地尔缓释片 100mg，每日 2 次，服药后 30 分钟起效，维持 2 小时左右。2 年前患者症状较前加重，因存在明显"剂末现象"在我院神经外科行双侧"STN－DBS"手术。术后抖动症状较前明显改善，肢体运动迟缓、僵直感较前好转。但患者诉术后 3 个月开始出现吐字欠清晰，说话声音越来越小，步态不稳感渐加重，记忆力较前下降。院外多次程控效果欠佳，目前口服美多芭早晚餐前 250mg，凌晨 3 点 125mg，吡贝地尔缓释片 100mg，每日 2 次，服药后症状可改善 2~3 小时，拟行 DBS 术后程控收入院。入院前参数：C＋1－（左侧），9－（右侧），电压 3.5V，脉宽 90μs，频率 150Hz。

既往史：2005 年因腰椎间盘突出行手术治疗。否认高血压、糖尿病、高脂血症病史；否认脑外伤史；否认毒物、重金属接触史；否认精神类药物使用史；否认药物、食物过敏史；吸烟史 40 余年，10 支/天，无饮酒史。

家族史：否认类似疾病病史。

【入院查体】

（服用美多芭 250mg 4 小时）右侧卧位血压 114/77mmHg，心率 98 次/分，右侧立位血压 118/79mmHg，心率 96 次/分。心肺腹查体未见异常。双下肢无水肿。神经系统查体：神志清楚，明显构音障碍，面具脸，时间、地点、人物定向力、理解力正常，记忆力、计算力减退。双侧瞳孔等大等圆，直径 3mm，直接及间接对光反射灵敏，眼球各向运动充分，未见眼震。双侧面部针刺觉对称，双侧角膜反射正常引出，双侧咀嚼对称有力。双侧额纹、面纹对称，闭目及示齿有力。双耳听力粗测正常，Weber 居中，Rinne 试验双侧气导＞骨导。双侧软腭上抬有力，双侧咽反射存在。双侧转颈耸肩有力，伸舌居中，未见舌肌纤颤。四肢肌容积正常，四肢肌力 5 级，四肢肌张力增高，双上肢呈齿轮样，双下肢呈铅管样。双侧指鼻、跟膝胫试验欠稳准，左侧为著，闭目难立征睁眼闭眼均不稳。右侧上下肢可见静止性、姿势性震颤。行走时躯干前倾，双上肢联带动作减少，后拉试验阴性。双侧针刺觉及音叉振动觉对称。四肢腱反射对称引出。双侧掌颌反射、Hoffmann 征阴性，双巴氏征阴性。颈软，脑膜刺激征阴性。

【辅助检查】

血常规、尿常规、便常规＋潜血、凝血象、抗链球菌溶血素 O 试验、红细胞沉降率、类风湿因子、糖化血红蛋白、蛋白电泳、血液系统、甲状腺功能等未见明显异常。

生化全项：总胆固醇5.28mmol/L↑、低密度脂蛋白3.53mmol/L↑。

胸部正位片：双下肺纹理重；右上肺尖小结节影。心脏稍大。食道裂孔疝可能性大。脑起搏器术后状态。

【定位诊断】

（1）锥体外系（黑质－纹状体系统）：患者临床表现为运动迟缓，肢体不自主抖动，查体可见运动迟缓、四肢肌张力增高，右侧上下肢可见静止性、姿势性震颤。行走时上肢联带动作减少。患者肢体肌力正常，上述症状和体征符合运动减少－肌张力增高症候群，故定位于锥体外系的黑质－纹状体系统。

（2）自主神经系统：患者存在尿频、尿急、便秘，故定位于自主神经系统。

（3）双侧小脑半球及其联系纤维：患者查体示双侧指鼻、跟膝胫试验欠稳准，左侧为著，闭目难立征睁眼闭眼均不稳，提示有双侧小脑半球及其联系纤维受累。

【定性诊断】

帕金森病（关期 H – Y 分期 3 级）。

双侧脑深部电极植入术后（STN – DBS）。

诊断依据：2015 年国际运动障碍学会（The Movement Disorder Society，MDS）帕金森病（Parkinson's disease，PD）诊断标准。

1. 诊断帕金森综合征

必须具备运动迟缓，且至少符合下述一项，可以纳入帕金森综合征的诊断。

（1）肌强直。

（2）静止性震颤。

2. 疾病诊断及分层

（1）临床确诊的帕金森病需要具备：①不符合绝对排除标准。②至少两条支持性标准。③没有警示征象。

（2）诊断为很可能的帕金森病需要具备：①不符合绝对排除标准。②如果出现警示征象需要通过支持性标准来抵消：1 条警示征象，必须至少 1 条支持性标准，2 条警示征象，必须至少 2 条支持性标准。注：该分类下不允许出现超过 2 条警示征象。

PD 的支持标准包括

（1）多巴胺能药物治疗具有明确且显著的有效应答。

（2）出现左旋多巴诱导的异动症。

（3）单个肢体静止性震颤（既往或本次检查）。

（4）存在嗅觉减退或心脏 MIBG 闪烁显像法显示存在心脏去交感神经支配。

PD 的绝对排除标准

（1）明确的小脑异常，比如小脑性步态、肢体共济失调或者小脑性眼动异常（持续凝视诱发的眼震、巨大的方波急跳、超节律扫视）。

（2）向下的垂直性核上性凝视麻痹，或者选择性的向下垂直扫视减慢。

（3）在发病的前5年内，诊断为很可能的行为变异型额颞叶痴呆或原发性进行性失语。

（4）发病超过3年仍局限在下肢的帕金森综合征的表现。

（5）采用巴胺受体阻滞剂或多巴胺耗竭剂治疗，且剂量和时间过程与药物诱导的帕金森综合征一致。

（6）尽管病情至少为中等严重程度，但对高剂量的左旋多巴治疗缺乏可观察到的治疗应答。

（7）明确的皮层性的感觉丧失（出现皮肤书写觉和实体辨别觉损害），明确的肢体观念运动性失用或者进行性失语。

（8）突触前多巴胺能系统功能神经影像学检查正常。

（9）其他疾病导致的帕金森综合征，或专家认为不是PD。

PD 的警示征象

（1）在发病5年内出现快速进展的步态障碍，且需要规律使用轮椅。

（2）发病5年或5年以上，运动症状或体征完全没有进展；除非与治疗相关。

（3）早期出现的延髓功能障碍：发病5年内出现的严重发音困难、构音障碍、吞咽困难。

（4）吸气性呼吸功能障碍：白天或夜间吸气性喘鸣或者频繁的吸气性叹息。

（5）在发病5年内出现严重自主神经功能障碍，包括体位性低血压、尿潴留或尿失禁。

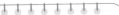

（6）在发病 3 年内由于平衡损害导致的反复（＞1 次/年）摔倒。

（7）发病 10 年内出现不成比例地颈部前倾（肌张力障碍）或手足挛缩。

（8）即使是病程 5 年也不出现任何一种常见的非运动症状，包括睡眠障碍，自主神经功能障碍、嗅觉减退、精神障碍（抑郁、焦虑或幻觉）。

（9）其他原因不能解释的锥体束征。

（10）双侧对称性的帕金森综合征。

结合该患者存在运动迟缓、肢体僵直，以及静止性震颤，可以纳入帕金森综合征的诊断。患者符合支持标准中的第（1）条，多巴胺能药物治疗具有明确且显著的有效应答；第（3）条单个肢体静止性震颤；第（4）条嗅觉减退。无警示征象，术前无明确的绝对排除标准，可诊断为临床确诊的帕金森病。患者术后出现步态不稳，目前查体可见双侧指鼻、跟膝胫试验欠稳准等明确的小脑异常，这些共济失调的症状和体征是诊断帕金森病的存疑点。但患者的共济失调出现在 STN－DBS 手术之后，是否由于术后电极刺激产生的共济失调表现需入院后进一步明确。

【鉴别诊断】

1. 多系统萎缩（MSA）

患者存在运动迟缓、肌张力增高等帕金森综合征的表现，查体除有双侧肢体肌张力增高、静止性、姿势性震颤外，尚有小脑性共济失调的体征，且存在尿频、尿急等自主神经损害的临床表现，需要考虑多系统萎缩的可能。但多系统萎缩是以快速性进展的自主神经功能障碍为主，伴有帕金森症状、小脑性共济失调症状及锥体束损害为主要临床特征的神经系统退行性疾病。此患者虽然存在尿频、尿急等自主神经损害的临床表现，但病史8年间自主神经损害未有快速进展，目前仍无明显的体位性低血压、尿失禁等表现，且患者对多巴胺能药物存在有效应答，目前考虑多系统萎缩的可能性不大。另外患者2年前行DBS手术，目前的共济失调表现不除外电刺激引起的不良反应。

2. 脊髓小脑性共济失调合并帕金森综合征

患者存在运动迟缓、肌张力增高等帕金森综合征的表现，且有小脑性共济失调的体征，需考虑脊髓小脑性共济失调合并帕金森综合征。脊髓小脑性共济失调（SCA）是一组进行性加重、常染色体显性遗传性疾病，主要影响小脑及其联系结构，共济失调是其主要临床表现，锥体外系症状也可出现于多种亚型。SCA2帕金森综合征患者合并有PD表现的，对左旋多巴反应良好，部分患者存在异动症和症状波动。SCA3是SCA最常见的类型。上述SCA多呈常染色体显性遗传。此患者无阳性家族史，暂不考虑，必要时可完善基因检测。

【诊治过程】

1. 首先明确帕金森病的诊断

对多巴胺能药物存在明确且显著的有效应答是诊断帕金森病最为重要的一条支持标准，在药物剂量增加时症状显著改善，减少时症状显著加重，以上改变可通过客观评分（治疗后UPDRS Ⅲ评分改善超过30%）。因此首先对患者进行了250mg的美多芭药物测评。

美多芭250mg测评结果：

基线UPDRS Ⅲ评分39.5分，右侧对指计数60次/分，左侧对指计数 43 次/分。

服药后 1 小时 UPDRS Ⅲ评分 23 分，改善率 41.8%，右侧对指计数 68 次/分，左侧对指计数 60 次/分。

服药后 2 小时 UPDRS Ⅲ评分 24 分，改善率 39.2%，右侧对指计数 68 次/分，左侧对指计数 60 次/分。

服药后 3 小时 UPDRS Ⅲ评分 30.5 分，改善率 22.8%，右侧对指计数 63 次/分，左侧对指计数 55 次/分。

服药后 4 小时 UPDRS Ⅲ评分 35 分，改善率 11.4%，右侧对指计数 62 次/分，左侧对指计数 50 次/分。

服药后 5 小时 UPDRS Ⅲ评分 38 分，改善率 3.8%，右侧对指计数 58 次/分，左侧对指计数 42 次/分。

从药物测评结果可以看到患者基线分值较高，服药后 1 小时运动症状有明显改善，UPDRS Ⅲ评分较基线改善超过 30%，药效仅维持 2 小时，服药 4 小时药效明显减退，存在剂末现象。患者病史已 8 年，存在对多巴胺能药物明确且显著的有效应答，支持帕金森病的诊断。

2. 其次确定电极位置，明确靶点位置准确

诊断 PD 明确后，考虑患者目前存在的构音障碍、共济失调表现不除外术后电极刺激所致，故在调整刺激参数即程控之前，需明确电极靶点位置准确，如电极位置偏移，无论做何种程控操作都是徒劳的，患者都不可能获得很好的程控效果。为此完善了患者头 MRI 检查（患者在关闭脑深部电刺激器后进行 1.5T 头核磁扫描）。

头 MR 平扫：双侧 STN - DBS 术后。双额钻孔痕迹，钻孔处至双侧底节区可见电极伪迹，扫描层面脑室尚可，中线居中，见图 14 - 1。从患者的影像结果看，患者的电极靶点位置良好，没有明显偏移。

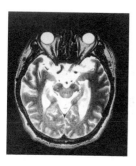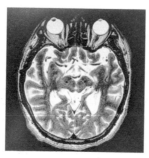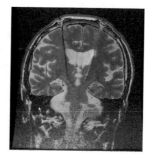

图 14 -1　头核磁 T2 相显示患者 STN – DBS 术后改变。

3. 最后进行程控

（1）选择最优触点

通过观察目标症状的改善情况选择最优触点，最优触点一般选择为目前症状可最佳改善的同时不良反应最小（表 14 -1）。

表 14 -1　程控需改善的目标症状和相应时间

目标症状	改善时间
僵直	数秒改善
震颤	数秒 – 数月改善
运动迟缓/运动困难	数秒 – 数天改善
"关期"肌张力障碍	数秒 – 数分钟改善

入院前触点的选择：C + 1 – （左侧）、9 – （右侧），通过左右两侧分别进行 4 个点重新测试后，选择最优触点为：C + 2 – （左侧）、10 – （右侧）。

（2）电压的调整

电压代表的是刺激强度，一般 3V 的电压可以最大程度的改善患者的运动症状，而普通人能够耐受的最高电压值为 3.5V，此患者院前电压值偏高为 3.5V，如电压高可产生电压相关不良反应，如运动、感觉障碍，步态障碍，构音障碍等等，因此适当降低了患者的电压值，降到 3.2V。

（3）脉宽的调整

脉宽代表的是每次刺激持续的时间，脉宽的调节不如电压变化多，相对可调范围较小。小脉宽可以更好地区别神经元，减少不良反应的发生。STN核团通常选择60μs，作为临床受益和不良反应之间的折中选择，>90μs的脉宽会降低治疗时间窗。患者入院时脉宽为90μs，脉宽高可以产生相应的不良反应，如构音障碍、轴性症状、姿势不稳、冻结步态等。为此降低了患者的脉宽为60μs，观察患者目标症状的改善再做调整。

（4）频率的调整

经常使用的频率范围是130~185Hz，对控制震颤较为敏感，低频也可用于肌张力障碍，难治性步态冻结的患者，频率的增加代表局部刺激强度的增加。频率<50Hz，没有可观察到的运动症状的改善。5~10Hz：有可能出现运动症状的恶化。130~185Hz：随着刺激频率的增加，刺激强度增加，症状可能随着刺激强度的增大而改善。>185Hz：症状不会进一步改善。但刺激频率增高，也会出现频率刺激的相关不良反应，如震颤的恶化，下肢异动的出现，步态障碍，冻结现象等。此患者入院前频率为150Hz，存在步态障碍，故将频率降至130Hz，观察患者目标症状的改善再做调整。

入院前参数：C+1-（左侧）、9-（右侧），电压3.5V，脉宽90μs，频率150Hz。

程控后参数：C+2-（左侧）、10-（右侧），电压3.2V，脉宽60μs，频率130Hz。

一周后患者共济失调、构音障碍得到明显改善。

讨论与分析

1. DBS 原理

DBS 治疗作用的精确机制还不清楚，但多认为其作用是基于神经系统的兴奋而不是抑制。大部分观点认为 DBS 激活了轴突或者轴突终末的突触前膜。电流/电压、脉宽和频率是有效刺激神经结构的主要参数。而电流/电压和有效电极触点组合是电流作用于正确神经结构的主要因素。一些研究称 DBS 可以逆行性地激活那些轴突位于靶点附近的神经元，无论这些轴突是路过还是终止于靶点。丘脑水平的电生理记录研究发现，DBS 刺激内侧苍白球（GPi）后丘脑神经元活动被抑制，而 DBS 刺激丘脑底核（STN）后 GPi 神经元活动却增强了。帕金森病的啮齿类动物模型也证明了逆行性激活改善症状的作用。Walker 等发现 STN 的 DBS 刺激可以增加对侧 STN 神经元的电活动，这一机制可以解释单侧 STN – DBS 术后同侧肢体症状改善的现象。

2. DBS 术后程控的原则

（1）最大程度的控制患者的症状：DBS 治疗效果主要与刺激电场的位置有关，因此靶点准确是最重要的。并且选择合适的程控模式，适当的刺激参数，以获得最大程度的症状改善。

（2）最小限度的不良反应：在获得运动症状改善的同时，尽可能避免 DBS 刺激产生的不良反应。

（3）尽可能延长电池寿命。

3. 常用的程控模式

（1）单极刺激：刺激器为正极，治疗的触点为负极。STN 常选用单极刺激。

（2）双极刺激：治疗触点为负极，相邻触点为正极，刺激范围为电极方向为轴的椭圆形，刺激范围较小；STN 较少使用双极刺激；双极刺激治疗作用弱，刺激引起不良反应少。

（3）双负极刺激：刺激器为正极，两个触点为负极。其优点是高强度的刺激会让治疗作用体现的更明显，缺点是增加了不良反应发生的概率，缩小了治疗窗，且增加双倍耗电。

4. 程控刺激参数（表 14-2）

表 14-2　程控刺激参数

参数	STN	GPi	Vim
振幅（V）	1.5~3.0~3.6	2.5~3.0~3.6	1.5~3.0~3.6
脉宽（μs）	60~90	90~120	60~120
频率（Hz）	130~185	130~185	130~185
电极设置	单极：单个电极或两个邻近电极 双极：两个邻近电极		

根据患者症状、病程合理的调整电压，最低的刺激参数使症状能够得到改善，不求全效。在患者进入慢性刺激阶段，症状控制比较稳定时，可以给患者控制器设置小范围程控参数，多数情况下脉宽、频率固定。在设置电压模式时注意电极阻抗，如果阻抗过高需要相应调高电压，或者为了更稳定的电流输出可以选择电流模式。PD 病人在进行 DBS 程控的过程中，往往因为病情复杂，很难在获得最佳治疗效果的同时避免刺激产生的不良反应。因此在临床中常常为避免不良反应的发生而选择次优的程控效果。

5. 程控刺激不良反应

不良反应通常是无意间刺激到不应该刺激的神经结构所导致的。那么单极刺激产生的大电场更容易产生不良反应，而双极刺激产生不良反应的可能性最小。STN 位于间脑和中脑的集合处，在丘脑的腹侧，小脑上脚和红核的外侧，内囊的背内侧。STN 的邻近结构被刺激后会出现不良反应。外周躯体感觉通过 STN 后方的内侧丘

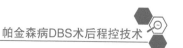

系和脊髓丘脑束传递至丘脑，换元后传递至大脑皮层。如电场影响到内侧丘系或脊髓丘脑束，就会产生感觉异常。结合臂是由小脑深部核团传递到丘脑腹中间核的神经纤维组成，如受到刺激后可出现共济失调。红核被结合臂所环绕，而动眼神经核的传出纤维穿过红核，如电场影响到上述结构时，可导致凝视和复视。刺激到外侧或背侧的内囊时，可产生强直性的肌肉收缩。DBS 刺激 STN 可以引起精神心理上的不良反应，包括抑郁、躁狂、冲动控制障碍等，这些不良反应的产生机制尚不明确，但多数是在最腹侧触点刺激时产生，可以将刺激触点上移，能够有效缓解这些症状。下表为常见的STN 刺激所出现的不良反应和解决方法（表 14 – 3）。

表 14 –3   常见的 STN 刺激所出现的不良反应和解决方法

临床效果	电极可能位置	影响部位	解决方法
感觉异常	偏后或偏中间	内侧丘系	使用双极刺激；选择更高的电极触点；更换双极触点极性；降低电压或脉宽
肌肉痉挛	偏外侧（前）	皮质脊髓束	使用双极刺激；选择更高的电极触点；更换双极触点极性；MRI 观察电极是否太深；降低电压或脉宽
复视	偏前、偏中间	动眼神经核	使用双极刺激；选择其他的电极触点；更换双极触点极性；降低电压或脉宽
情绪改变	偏低	STN 边缘部分	使用双极刺激；选择更高的电极触点；更换双极触点极性；MRI 观察电极是否太深；降低电压或脉宽
异动症	提示刺激电极放置正确	—	减少电压；使用双极刺激；减少药物
步态不稳	偏中间	小脑上脚	用双极刺激；选择其他的电极触点；更换双极触点极性；降低电压或脉宽
眩晕、恶心	偏后或偏中间	下丘脑	使用双极刺激；选择低一些的电极触点；更换双极触点极性；降低电压或脉宽

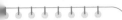

参考文献

1. Montgomery EB Jr, Gale JT. Mechanisms of action of deep brain stimulation (DBS). Neurosci Biobehav Rev, 2008, 32 (3): 388 - 407.

2. Montgomery EB Jr. Effects of GPi stimulation on human thalamic neuronal activity. Clin Neurophysiol, 2006, 117 (12): 2691 - 2702.

3. Baker KB, Montgomery EB Jr, Rezai AR, et al. Subthalamic nucleus deep brain stimulus evoked potentials: physiological and therapeutic implications. Mov Disord, 2002, 17 (5): 969 - 983.

4. Gradinaru V, Mogri M, Thompson KR, et al. Optical deconstruction of parkinsonian neural circuitry. Science, 2009, 324 (5925): 354 - 359.

5. Wark HA, Garell PC, Walker AL, et al. A case report on fixation instability in Parkinson's disease with bilateral deep brain stimulation implants. J Neurol Neurosurg Psychiatry, 2008, 79 (4): 443 - 447.

（王雪梅）